Leben LERNEN
Klett-Cotta

Zu diesem Buch

Roland Kachler legt mit diesem Buch einen neuen traumatherapeutischen Ansatz vor, der die toxischen psychischen Abläufe bei einer Man-made-Traumatisierung sehr genau unter die Lupe nimmt und die Behandlungspraxis auf diese Erkenntnisse abstimmt. Im Zentrum der Neukonzeption steht der Vorgang der Intrusion, bei der ein Täter gewaltsam in den Innenraum des Opfers eindringt und sein »Täter-Imprint« hinterlässt. Das führt bei Kindern, Jugendlichen und Erwachsenen zu großen Verletzungen und langanhaltenden Störungen. Wie die zahlreichen Behandlungsbeispiele zeigen, wird eine Traumaheilung möglich, wenn es gelingt, den »Inneren Täter« vollständig zu entmachten und zu distanzieren.

Die Reihe »Leben Lernen« stellt auf wissenschaftlicher Grundlage Ansätze und Erfahrungen moderner Psychotherapien und Beratungsformen vor; sie wendet sich an die Fachleute aus den helfenden Berufen, an psychologisch Interessierte und an alle nach Lösung ihrer Probleme Suchenden.

Alle Bücher aus der Reihe ›Leben Lernen‹ finden Sie unter:
www.klett-cotta.de/lebenlernen

Roland Kachler

Psychotherapie bei Komplextraumata

Depotenzierung des Inneren Täters und Heilung der Traumawunden

Klett-Cotta

Leben Lernen 334

MIX
Papier | Fördert gute Waldnutzung
FSC® C083411

Klett-Cotta
www.klett-cotta.de

Cover: Jutta Herden, Stuttgart
unter Verwendung einer Abbildung von © Brinja Schmidt/iStock by Getty Images
Gesetzt von Eberl & Koesel Studio, Altusried-Krugzell
Gedruckt und gebunden von CPI – Clausen & Bosse, Leck
ISBN 978-3-608-89308-3
E-Book ISBN 978-3-608-11959-6
PDF-E-Book ISBN 978-3-608-20595-4

Bibliografische Information der Deutschen Nationalbibliothek
Die Deutsche Nationalbibliothek verzeichnet diese Publikation in der Deutschen Nationalbibliografie; detaillierte bibliografische Daten sind im Internet über http://dnb.d-nb.de abrufbar.

Inhalt

Einleitung: Das Projekt dieses Buches – ein neuer Ansatz in der Traumatherapie

... erleben wir eine Zeitenwende?

Beim Fertigstellen dieses Buches geschieht eine unvorstellbare Katastrophe in unmittelbarer geografischer Nähe bei uns in Europa, die wohl eine Zeitenwende in der Geschichte unseres Kontinents und unseres Landes darstellt. Ein Aggressor überfällt ein benachbartes Land und beginnt eine zerstörerische Invasion. Wenn Sie dieses Buch lesen, werden sich Ihnen ganz sicher immer wieder Parallelen zwischen einem individuellen traumatisierenden Täter und dem politisch agierenden Aggressor aufdrängen. Es steht wohl auch eine Wende in der Therapie von Komplextraumata an, insbesondere in der Arbeit mit dem traumatisierenden Täter.

Es ist wohl nur Zufall, dass die politische Zeitenwende und die grundlegenden Veränderungen in der Therapie von Komplextrauma zusammenfallen. Dennoch wird der hier vorgestellte Traumaansatz durch die gegenwärtige bedrohliche Lage aktueller und auch politischer, als ich es mir je hätte denken können. Und so lässt sich dieses Buch und dieser neue Ansatz für die Therapie von Komplextraumata nicht ohne das beängstigende politische Geschehen lesen, von dem wir zum jetzigen Zeitpunkt im März 2022 überhaupt noch nicht wissen, welche destruktiven Eskalationen entstehen werden. Es bleibt mir nur zu hoffen, dass zu dem Zeitpunkt, an dem Sie dieses Buch in den Händen halten werden, das Schlimmste vorbei ist – was immer das Schlimmste ist. Nun also zur Therapie von Komplextraumata.

Mein Unbehagen mit der Täter-Introjekt-Arbeit bei Komplextraumatisierungen

Die Traumatherapie bei Man-made-Traumata, also von Tätern verursachten Traumata, ist ein wichtiger Teil meiner Arbeit, der zwar nicht einfach, doch immer auch sinnerfüllend ist. Doch die Arbeit mit dem Inneren Täter scheitert immer wieder. Dabei erachte ich die Bearbeitung des Inneren Täters für unbedingt nötig, weil er im inneren System der Klientinnen destruktiv und retraumatisierend weiterwirkt. Ohne dessen Bearbeitung ist daher eine Traumaheilung nicht möglich. Doch habe ich mich dem Inneren Täter gegenüber oft ohnmächtig und hilflos erlebt. Bei Traumabehandlungen hatte ich versucht, mit dem Inneren Täter in einen Dialog zu kommen, ihn in seiner Tat zu verstehen, und die traumatisierten Klientinnen angeleitet, dies ebenso zu tun. Das allein schon war immer wieder schwierig. Zudem erlebte ich mein Verständnis für den Täter, das dabei verbalisiert werden musste, oft auch als Verrat an den schwer traumatisierten Klientinnen. Der Versuch, im Dialog beim Inneren Täter Einsicht, Verantwortungsübernahme oder gar Reue zu erreichen, scheiterte ebenfalls sehr häufig. Die Klienten, meist Frauen, blieben zurück mit einer erneuten Ohnmachtserfahrung, die auch mich wiederum enttäuscht oder resigniert zurückließ. Natürlich habe ich die Ursache für das wiederholte Scheitern an der für die Traumatherapie so wichtigen Stelle bei mir gesucht. Habe ich etwas übersehen, habe ich die Methoden, wie sie in der Ego-State-Therapie angewandt werden, falsch verstanden oder nicht richtig angewandt, habe ich einen blinden Fleck im Umgang mit Inneren Tätern? Ich habe mich dann entschieden, die Man-made-Traumata und Komplextraumata noch einmal von Grund auf neu zu analysieren und verstehen zu wollen, insbesondere das Handeln der Täter und deren destruktive Wirkung. Ich habe meine Klientinnen nochmals genau befragt, was bei einer gewaltförmigen, intrusiven Traumatisierung eigentlich mit ihnen geschieht.

Mein Unbehagen mit der Traumaheilung als Traumakonfrontation

Doch noch an einer anderen Stelle empfand ich Unbehagen. Natürlich ist nach der Stabilisierungsarbeit das Trauma mit Methoden wie der Bildschirmtechnik zu bearbeiten und damit emotional in die Vergangenheit zu verweisen. Doch in mir entstand die Frage, was mit den Traumawunden und mit den Traumaverletzungen passiert. Ich hatte den Eindruck, dass ich mit meiner Traumaarbeit auf dem halben Weg stehen blieb, das Trauma im Wortsinn als innere Verletzung und Verwundung nicht ausreichend sah und die Klientinnen mit diesen bis ins Tiefste reichenden ungeheuer schmerzlichen Erfahrungen alleinließ.

Auf dem Weg zu einer neuen Traumatherapie bei Komplextraumata

Zunächst begann ich die Konzepte für das Verständnis des sogenannten Täter-Introjektes zu hinterfragen, die mir in meiner konkreten Arbeit mit dem Inneren Täter nicht hilfreich waren und allmählich nicht mehr richtig erschienen. Deshalb will ich in diesem Buch einen neuen Ansatz für die Traumatisierung durch destruktive, gewalttätige Täter[1] und deren Weiterwirken im inneren System der Betroffenen[2] entwickeln.

Wenn wir nun die Prozesse der Traumatisierung durch einen traumatisierenden Täter und den Inneren Täter neu verstehen lernen, können wir auch erkennen, was die Betroffenen bei einer Traumatisierung erleben. Traumatisierungen bei sexueller, bei körperlicher oder emotionaler Gewalt müssen wir neu als massive Verletzung der Innenräume der Betroffenen sehen. Das Eindringen des Täters und die Verwundung der Betroffenen sind schmerzhaft, beschämend, verletzend und zerstörend. Dies ist mit dem Wort »traumatisierend«, also verwundend im eigentlichen Sinne, zu beschreiben. Erst wenn wir die Verletzungen, die Schmerzen und die schmerzende Zerstö-

---

1 Für den Täter benutze ich durchgehend die männliche Form, weil die traumatisierenden Täter in aller Regel männlich sind.

2 Ich spreche generell von Betroffenen und meine damit Kinder, Jugendliche und Erwachsene, die durch einen destruktiven, gewalttätigen Täter traumatisiert werden. Wenn ich heute mit traumatisierten Betroffenen arbeite, bezeichne ich sie als Klienten. Zugleich arbeiten wir immer auch mit dem zum Beispiel fünfjährigen von sexueller Gewalt betroffenen Kind von damals. Dieses betroffene Kind von damals, das mit seinen traumatischen Erfahrungen bis heute gespeichert ist, bezeichne ich als den traumatisierten Ego-State. Das gilt auch, wenn die heute 50-Jährige eine Vergewaltigung als 30-Jährige bearbeitet. Dann ist die 30-jährige Betroffene von damals der traumatisierte Ego-State.

rung der Innenräume der Betroffenen wieder ins Zentrum unseres Traumaverständnisses rücken, können wir ihr Leid besser würdigen. Und schließlich können wir ihnen auch traumatherapeutisch auf neue Weise helfen. Ich möchte Sie, die mit von schweren Man-made-Traumata und Komplextraumata verwundeten Betroffenen arbeiten, einladen, einen neuen Ansatz der Traumaheilung bei Komplextraumata kennenzulernen. In dieser Herangehensweise sollen einerseits die Prozesse bei der Traumatisierung durch den Täter und andererseits die tiefen Verwundungen bei den Betroffenen besser und neu verstanden werden.

Wir wollen uns folgenden Fragen stellen, die wir auf dem Weg zu einem neuen Traumaansatz für Komplextraumata beantworten wollen und mit deren Beantwortung dieses neue Trauma-Konzept seine Grundstruktur erhält:

- **Was geschieht bei einer gewaltförmigen Traumatisierung durch einen Täter im Genaueren?**
  Hier werden wir die destruktiven und traumatisierenden Aktionen des Täters bei der Traumatisierung genauer analysieren. Dabei spielt der Prozess des Eindringens eine zentrale Rolle, den wir genauer verstehen müssen und den ich präzise beschreiben werde. Ich bezeichne dieses grenzüberschreitende und grenzverletzende Eindringen des traumatisierenden Täters in diesem Buch als **Intrusion**. In der gegenwärtigen Traumapsychologie wird der Begriff vorwiegend für das überfallartige Auftauchen von Traumabildern, -filmen und -gefühlen aus dem Inneren von traumatisierten Betroffenen verwendet. Dies ist aber nach meinem Verständnis eine sekundäre Folge des ersten, nämlich traumatisierenden Eindringens des Täters in den Innenraum der Betroffenen.

- **Bei wem liegt die Verantwortung für eine gewaltförmige und damit intrusive Traumatisierung durch einen Täter?**
  Diese Frage scheint sich selbst zu beantworten, weil die Verantwortung für das Zufügen eines Traumas immer beim Täter liegt. Allerdings implizieren die zurzeit genutzten Konzepte der Internalisierung und Introjektion des Täters durch die Betroffenen oft

sehr subtil, dass die Betroffenen bzw. deren Gehirn den Täter selbst nach innen nehmen. Aus meiner Sicht aber liegt bei einem gewaltförmigen Eindringen des Täters die Aktivität eindeutig beim Täter und es gibt dabei keine bewusste oder unbewusste Hereinnahme des Täters als Inneren Täter durch die Betroffenen, seien es vom Trauma betroffene Kinder und Jugendliche wie bei sexueller Gewalt oder Erwachsene bei einer Vergewaltigung oder bei Folter. Wir werden vielmehr sehen, dass der Täter aktiv und grenzüberschreitend in die Betroffenen eindringt und deshalb die Verantwortung für dieses Eindringen, also für die Intrusion, ganz beim Täter liegt.

- **Welche neuen Konzepte helfen uns, die Entstehung des Inneren Täters besser zu verstehen?**
  Ich möchte die Konzepte der Internalisierung und Introjektion des Täters überwinden, weil bei der akuten Traumatisierung nicht das Bild des Täters nach innen genommen wird, vielmehr brennen der eindringende Täter und sein intrusives Handeln sich in die verschiedenen inneren Systeme der Betroffenen ein. Ich werde diesen Prozess als **Imprinting** bezeichnen.

- **Wie ist der Innere Täter bei einer gewaltförmigen Traumatisierung zu konzeptualisieren?**
  Das Imprinting, das beim Eindringen des Täters in die physischen und psychischen Innenräume automatisch durch den Täter verursacht wird, hinterlässt den destruktiven Abdruck des Täters und seiner intrusiven Aktionen in den neurobiologischen und psychologischen Systemen der Betroffenen. Diesen Abdruck bezeichne ich als **Täter-Imprint**, das den destruktiven und toxisch wirkenden Kern des Inneren Täters darstellt.

- **Welche Rolle spielen die in der bisherigen Traumapsychologie so wichtigen Konzepte der Internalisierung, Introjektion und des Täter-Introjekts?**
  Wir werden sehen, dass das Täter-Introjekt erst in einem späteren Abschnitt einer Traumatisierung entsteht. Die Betroffenen müs-

sen nach der akuten Traumatisierung durch die Intrusion des Täters innerlich, und oft auch konkret, mit dem Täter umgehen, weil sie mit dem Täter zum Beispiel aus dem Familienkreis meist weiter in Beziehung stehen. Dafür nehmen sie in dieser Zeit zwischen den akuten Traumatisierungen den Täter im Sinne einer Internalisierung und Introjektion als Bild in sich auf. Schließlich konstruieren die Betroffenen ein inneres Bild vom Täter, um mit der traumatisierenden Aktion des Täters und mit ihm als intrusivem Akteur zu überleben und zu leben. Es entwickelt sich in diesem Gesamtprozess ein **innerer Täter-Komplex**, dessen destruktiver und toxisch wirkender Kern aber das Täter-Imprint ist. Der innere Täter-Komplex wird hier abgekürzt und umgangssprachlich als Innerer Täter bezeichnet.

- **Wie sieht nun die Bearbeitung des Täter-Imprints im Rahmen einer neuen Traumatherapie aus?**

Aus dem neuen Konzept des Imprintings und des Täter-Imprints wird verständlich, warum bisherige Konzepte der Behandlung des Inneren Täters dessen destruktive Dynamik unterschätzen. Der Versuch, den Inneren Täter zu verstehen, mit ihm in Dialog zu treten, mit ihm zu verhandeln, ihn zu verwandeln und zu integrieren, muss deshalb in aller Regel scheitern. Stattdessen schlage ich hier Behandlungsstrategien für den Inneren Täter, insbesondere für das Täter-Imprint vor, welche die Depotenzierung, Entmachtung und Verwahrung des Täter-Imprints und des gesamten Täter-Komplexes anstreben.

- **Was geschieht neurophysiologisch und psychisch mit den Betroffenen, wenn der Täter in seinem traumatisierenden Handeln in deren Innenräume eindringt?**

Ich will ein Trauma durch einen Täter wieder verstärkt vom Wortsinn her als Wunde und die Traumatisierung entsprechend als Verletzung und Verwundung der Betroffenen verstehen. Deshalb steht neben den bekannten neurobiologischen Prozessen der Traumareaktion wie der emotionalen Überflutung durch Angst und Panik, der Erfahrung der Ohnmacht und des Totstellreflexes, der Erfahrung von Freezing, Numbing und Dissoziation nun das Erleben des physischen und psychischen Schmerzes im Zentrum meines Traumaverständnisses.

- **Wie ist die Traumatisierung der Betroffenen als Verletzung und Verwundung genauer zu verstehen?**
  Die Traumatisierung durch einen gewalttätigen, intrusiven Täter wird hier als destruktive Grenzverletzung, als schmerzhafte und bleibend schmerzende Verwundung und als Destruktion innerer psychologischer und physiologischer Strukturen der betroffenen Kinder, Jugendlichen und Erwachsenen verstanden. Die inneren Räume der Betroffenen werden metaphorisch als Räume und Zimmer im **Körper-Haus** und **Selbst-Haus** der Betroffenen beschrieben. Die Verwundung, Verletzung und Zerstörung des Körper- und Selbst-Hauses der Betroffenen machen diese zu einem **Trauma-Körper-Haus** und einem **Trauma-Selbst-Haus**, in dem die destruktiven Traumafolgen als Komplextraumata sichtbar werden.

- **Wie sieht die Traumatherapie als Traumaheilung der Traumaverletzungen und Traumawunden aus?**
  Die Traumatherapie muss mehr sein als die distanzierende Bearbeitung der Traumaszenen, zum Beispiel über die Beobachter- oder Bildschirmtechnik. Diese bisherigen Schritte sind zwar weiterhin nötig, aber sie dienen der Vorbereitung einer Traumatherapie, die sich als Heilung der Verletzungen und Verwundungen der Betroffenen in deren psychischen und körperlichen Innenräume versteht. Traumatherapie muss zur Heilungsarbeit an und mit den schmerzenden Verletzungen werden, sodass die traumatisierten, destruktiv veränderten und oft auch zerstörten Innenräume geheilt werden und die Betroffenen sich wieder in einem geheilten und integrierten Selbst- und Körper-Haus heimisch fühlen können.

Aus diesen Fragen und den ersten hier angedeuteten Antworten wird sich also ein neuer Ansatz in der Traumatherapie von Komplextraumata, die ein intrusiver Täter den Betroffenen zufügt, entwickeln. Ich lade Sie ein, mit mir diesen Weg zu gehen, damit sich für komplextraumatisierte Klientinnen[3] neue Wege der Traumaheilung eröffnen.

3 Ich gebrauche in diesem Buch für Betroffene und Klienten durchgehend die weibliche Form, die männlichen traumatisierten Betroffenen sind dabei selbstverständlich inkludiert.

KAPITEL 1

Komplextraumata als gewaltförmige und intrusive Traumatisierung

Fallbeispiel 1

Vergewaltigung in Bewusstlosigkeit

Eine 22-jährige Frau lernt auf einer Party einen ihr bisher unbekannten Mann kennen. Nachdem sie seine Annäherungsversuche eindeutig ablehnt, mischt er ihr K.o.-Tropfen – wie sie später rekonstruiert – in ihr Getränk. Stunden später erwacht sie in einem Nebenraum in einem Bett. Sie spürt Schmerzen am ganzen Körper und eine brennende Scheide. Sie riecht den Geruch von Sperma an ihrem ganzen Körper und hat den Impuls zu erbrechen. Sie ahnt sofort, was mit ihr geschehen ist und fühlt sich tief beschämt. Zu Hause angekommen, duscht sie stundenlang, um sich zu reinigen und den Täter abzuwaschen. In den nächsten Wochen und Monaten aber hat sie das auch körperlich immer wieder spürbare Gefühl, dass der Täter in ihrem Inneren sitzt. Die Klientin kommt fünf Jahre nach der Vergewaltigung mit ihrem Partner zunächst in die Paartherapie, weil sie unter schwerem Vaginismus leidet, der jeden Geschlechtsverkehr mit ihrem Partner verhindert.

Fallbeispiel 2

Sexuelle Gewalt durch Klavierlehrer

Der heute 40-jährige Manager fühlt sich gegenüber dominierenden Kollegen und Chefs machtlos und wie gelähmt. Erst im Laufe des Coachings zeigt sich, dass diese Symptomatik auf frühe sexuelle Gewalt zurückzuführen ist. Als Neunjähriger wird der Klient von seinem Klavierlehrer immer wieder aufgefordert, ihn genital zu berühren und bis zur Ejakulation oral zu stimulieren. Der Junge ist gänzlich verwirrt und spürt einen massiven Ekel. Er wird in der späteren Kindheit und Jugend immer wieder von Flashbacks von den mehrmals über längere Zeit stattfindenden Übergriffen überfallen, dabei riecht er die Samenflüssigkeit und hört das Stöhnen des Lehrers. Er hat das Gefühl, dass der Lehrer sich mit seinem Stöhnen in seinem Kopf befindet. Wenn er an die Übergriffe erinnert wird, hat er immer wieder den Impuls zu erbrechen.

1.1 Formen der gewaltförmigen, intrusiven Traumatisierung

Wir gehen hier von Man-made-Traumata aus, die von Tätern, häufig auch von nahen Bezugspersonen, den Betroffenen – Kindern, Jugendlichen und Erwachsenen – zugefügt wurden. Diese Man-made-Traumata, die ich als Komplextraumata (Hecker & Maercker, 2015; Sack et al., 2018) verstehe, haben dabei immer einen gewaltförmigen Charakter, weil sie eine Grenzverletzung und eine Intrusion in den Innenraum der Betroffenen darstellen. Dies ist zum Beispiel bei einer Vergewaltigung wie in Fallbeispiel 1, bei Folter oder bei einem mit Todesdrohung verbundenen Überfall deutlich sichtbar. Werden diese gewaltförmigen Traumatisierungen vom Täter, also seine grenzüberschreitenden, intrusiven Aktionen über einen längeren Zeitraum wiederholt, sprechen wir von sequentieller Traumatisierung. Ein Beispiel hierfür ist die wiederholte körperliche Gewalt des alkoholkranken Vaters gegenüber seinen Kindern oder die wiederholten sexuellen Übergriffe des Klavierlehrers in Fallbeispiel 2.

In diesen Fällen findet eine Komplextraumatisierung statt, weil die Täter destruktiv tief in die Person eines Betroffenen eindringen. Dies gilt aus meiner Sicht nicht nur für wiederholt und über längere Zeit stattfindende Traumatisierungen, sondern auch für einmalige intrusive Traumatisierungen wie in Fallbeispiel 1. Die Folge ist eine komplexe Traumatisierung, also ein K-PTBS (Hecker & Maercker,

2015; WHO-ICD, 2019) mit massiv destruktiven Folgen für die Betroffenen, nicht selten mit der Entwicklung zum Beispiel von Essstörungen oder einer Borderline-Symptomatik (Bohus, 2019; Bohus & Lieb, 2019) als Traumafolgestörung (Sack et al., 2018; Sack, 2020).

Die Man-made-Traumata als Traumatisierung durch die destruktive, eindringende und damit intrusive Aktivität von Tätern findet in vielfältiger Form bei Kindern und Jugendlichen, aber auch bei Erwachsenen statt. In der Psychotherapie begegnen wir häufig intrusiven Traumatisierungen, die in der Kindheit stattgefunden haben und nun aufgrund der dauerhaften Folgesymptome, wie einer Essstörung oder einer anhaltenden Depression, später aufgearbeitet werden sollen. Wenn wir heute mit einer früher traumatisierten Klientin arbeiten, aktualisieren wir die traumatisierten Ego-States von damals mit ihren Traumareaktionen und Traumawunden von früher. Hier spreche ich im Folgenden von den traumatisierten Ego-States, die damals bei der intrusiven Traumatisierung und infolge von dieser entstanden sind (Fritzsche, 2021; Kachler, 2021).

Die folgende Zusammenstellung stellt nur einen Überblick über die wichtigsten intrusiven, gewaltförmigen Traumatisierungen ohne Anspruch auf Vollständigkeit (Hanswille & Kissenbeck, 2010) dar:

- **Sexuelle und sexualisierte Gewalt**
  Sexuelle Übergriffe und sexuelle Gewalt in unterschiedlicher Massivität vom übergriffigen Betrachten eines Kindes bei der Kinderpornografie bis zur Penetration stellen eine massive Grenzverletzung, Ausbeutung und Zerstörung der kindlichen Sexualität, des Körpergefühls und der Identität des Kindes dar. Bei Kindern und Jugendlichen ist auch eine Involvierung des Kindes in eine für den Täter stimulierende Handlung, zu der es keine Zustimmung geben kann, als sexuelle Gewalt zu werten. Die Auswirkungen von sexueller Gewalt sind für die weitere Biografie der Betroffenen äußerst destruktiv (Kahn, 2018; Büttner, 2021).
  Die Vergewaltigung von Frauen und Vergewaltigungsversuche, oft verbunden mit Androhung oder Einsatz von körperlicher Gewalt,

sind sexuelle Gewalt, die sowohl auf sexuelle Ausbeutung als auch auf zerstörende Machtausübung abzielt (Büttner, 2021).

- **Körperliche Gewalt**
  Unterschiedlichste Formen körperlicher Gewalt wie Schlagen, Treten und Stoßen, Festhalten des Kindes oder Jugendlichen gegen seinen Willen, Einsperren oder Würgen lösen beim Kind überflutende Todesängste aus. Sogenannte häusliche Gewalt gegen Frauen, also Gewalt in intimen Beziehungen in Partnerschaft und Ehe, wird noch immer in ihrer Wirkung auf die Betroffenen unterschätzt, aber auch in ihrer Wirkung auf die Kinder als Zeugen dieser Gewalt.
  Das Erleben von Überfällen, Folter oder Verletzungen bei kriegerischen Auseinandersetzungen ist eine massive intrusive Verletzung und Bedrohung der körperlichen und damit auch der psychischen Integrität der Betroffenen.

- **Emotionale oder psychische Gewalt**
  Die emotionale oder psychische Gewalt kann von Anschreien, Beschimpfen, Herabwürdigungen, persönlichen Abwertungen, Beschämungen wie durch Bloßstellen oder durch Auslachen, zynischen oder sadistischen Verbalien bis zum Quälen durch Liebesentzug oder Schweigen reichen. Emotionales Erpressen und Nötigen bewirken eine massive Entwürdigung, Demütigung und Beschämung und dienen aus Sicht der Täter häufig der Einschüchterung, Manipulation und Machtausübung gegenüber den Betroffenen. Diese Formen der emotionalen Gewalt finden nicht nur gegenüber Kindern und Jugendlichen, sondern häufig auch in toxischen Beziehungen statt. Eine besonders massive Form der emotionalen Gewalt ist die rituelle Gewalt zum Beispiel in Sekten oder kinderpornografischen Tätergruppen (Miller, 2012).

- **Miterleben häuslicher Gewalt bei Kindern und Jugendlichen**
  Die Wahrnehmung der häuslichen Gewalt zwischen den Eltern löst über die Spiegelneuronen bei den Kindern häufig eine Todesangst aus. Desgleichen erleben Kinder über die Identifikation mit

dem Opfer die gewalttätige Intrusion des Täters auch an sich selbst. Zudem löst die Aggression gegenüber der Partnerin auch bei Kindern massive Bedrohungsgefühle aus (Brisch, 2012).

- **Vernachlässigung bei Kindern und Jugendlichen**
  Die fehlende Präsenz der Eltern und Missachtung von elementaren körperlichen oder psychischen Bedürfnissen von Kindern wirkt sich als Vernachlässigung aus. Bei einer Vernachlässigung scheint es auf den ersten Blick kein direktes Eindringen eines Täters zu geben, vielmehr sind die Eltern gerade in ihrer Abwesenheit und Nicht-Präsenz traumatisierend. Doch bei den meisten Vernachlässigungen gibt es auch intrusives Täterverhalten, wenn das Kind angeschrien, festgehalten oder geschlagen wird. So wird der fünfjährige Junge immer wieder angeschrien, weil er in seiner Reaktion auf die Vernachlässigung einkotet. Das dreijährige vernachlässigte Mädchen sieht immer wieder gewaltverherrlichende pornografische Filme, die intrusiv in das Innere des Mädchens eindringen.

Die hier in aller Kürze benannten Man-made-Traumatisierungen sind in ihren unterschiedlichen Formen als intrusive, in den Innenraum der Betroffenen eindringende Komplextraumatisierungen zu verstehen.

> Man-made-Traumatisierungen sind als gewaltförmige und intrusive Komplextraumatisierung zu verstehen. Der Täter überschreitet mit seinem Handeln die Grenzen der Betroffenen und dringt verletzend und destruktiv in deren Innenraum ein. Sie bewirken eine Komplextraumatisierung mit möglichen massiven psychischen Folgeerkrankungen wie zum Beispiel einer Essstörung.

Ich beschreibe die Prozesse in diesem Buch für betroffene Kinder und Jugendliche und für Erwachsene. Die gewaltförmigen Traumatisierungen wirken auf Kinder und Jugendliche in aller Regel sehr viel massiver, weil sie weniger Abwehrmechanismen besitzen und in ihrer Entwicklung wegen der Plastizität ihres Gehirns sehr vulnerabel sind. Dennoch sind die Prozesse bei Erwachsenen beispielweise bei einer Vergewaltigung, bei Folter, bei häuslicher Gewalt, Überfällen oder rituellem Missbrauch ganz ähnlich. Die gewaltförmige Traumatisierung erzwingt auch bei erwachsenen Betroffenen eine teilweise oder gänzliche Regression in kindliches Erleben und Fühlen. Insofern wirken hier dann die gleichen Mechanismen wie bei Kindern und Jugendlichen. Deshalb spreche ich summarisch von Betroffenen und benenne dann Unterschiede zwischen Kindern und Jugendlichen einerseits und Erwachsenen andererseits ausdrücklich. Wenn wir dann heute mit der Klientin explizit mit dem Erleben des traumatisierten Kindes und Jugendlichen von damals arbeiten, benenne ich diesen Erlebenszustand von damals im Anschluss an die Ego-State-Therapie (Fritzsche, 2021; Kachler, 2021) als traumatisierten Ego-State. Wir aktualisieren diesen traumatisierten Ego-State und arbeiten mit ihm mit allen hier beschriebenen Methoden wie mit einer Person von heute.

1.2 Die Intrusion – Grenzverletzung und Eindringen des Täters

Fallbeispiel 3
Körperliche Gewalt in toxischer Beziehung
Die 25-jährige Frau lebt in einer toxischen Beziehung, in der es immer wieder massive verbale Auseinandersetzungen gibt. Der Partner schreit sie immer wieder an und scheint sie mit seinen drohenden Blicken zu durchdringen. In einer Diskussion stürzt ihr Partner sich auf sie, wirft sie nieder und würgt sie. Sie bekommt keine Luft und ist in schierer Todesangst. Sie spürt noch während der Gewalttat, wie ihr Körper einfriert und sie sich ganz in ihr Inneres zurückzieht. Dennoch kann sie sich von diesem Mann nicht trennen, bis er sie ein zweites Mal würgt. Sie kommt drei Jahre nach diesen Gewalttaten in die Praxis. Auslöser sind asthmatische Attacken, für die es keine medizinische Erklärung gibt.

Wagen wir nun einen neuen Blick und damit ein neues Verständnis auf das, was hier in diesem Fallbeispiel und allgemein bei einer gewaltförmigen Traumatisierung durch einen Täter geschieht. Dabei müssen wir den Prozess der intrusiven Traumatisierung in der Akutsituation genauer analysieren und verstehen.

Die Intrusion als gewalttätiges Handeln des Täters

Im Fallbeispiel oben dringt der Täter mit seinem Schreien und seinen bedrohlichen Blicken in den psychischen Innenraum der Klientin ein. Mit dem Zupacken seiner Hände und Abschnüren des Atems besetzt der Täter den gesamten Körper und den Atemraum der Frau. Bei einer Man-made-Traumatisierung überschreitet der Täter die Grenzen der Betroffenen, überwältigt sie mit seiner brutalen Handlung und dringt in die betroffene Person ein. Dies gilt für eine einmalige Traumatisierung wie bei einem Schlag ins Gesicht, einer Vergewaltigung oder bei einem Raubüberfall ebenso wie für wiederholte, sequentielle Traumatisierungen und bei wiederholten sexuellen Übergriffen gegenüber einem Kind. Ich bezeichne diesen Prozess als Intrusion, also als Eindringen in den Raum einer Person, das je nach Art der Traumatisierung zwar anders aussieht, im Prinzip aber immer eine gewaltförmige und gewalttätige Handlung ist.

> Traumatisierendes Täterhandeln ist das grenzverletzende, destruktive Eindringen in den Innenraum einer anderen Person. Dies wird als Intrusion bezeichnet. Das intrusive Täterhandeln übt immer auch Gewalt in unterschiedlichen Formen aus und ist deshalb immer auch gewaltförmig.

Man-made-Traumatisierungen sind in diesem Sinne gewaltförmig, weil sie die Grenzen der Betroffenen missachten, überschreiten und verletzen. Ich werde deshalb gewaltförmige Man-made-Traumatisierungen als intrusive Traumatisierung bezeichnen, um damit die eigentliche Dynamik solcher Traumatisierungen klarzumachen.

Das Eindringen kann mehr oder weniger gewaltförmig sein. Am sichtbarsten und für die Betroffenen physiologisch auch als Verletzung schmerzlich spürbar und psychologisch äußerst destruktiv ist das Eindringen bei einer Vergewaltigung wie im obigen Fallbeispiel 1. Auch bei massiver körperlicher Gewalt wie beim Schlagen eines Kindes oder bei häuslicher Gewalt gegenüber einer Partnerin wie in Fallbeispiel 3 ist die Intrusion mit einer körperlich spürbaren Verletzung verbunden. Doch auch psychologische Formen der Gewalt wie das Anschreien eines Kindes oder der Partnerin wie im obigen Fallbeispiel sind gewaltförmig und intrusiv.

Häufig ist das Eindringen nicht sofort erkennbar, etwa wenn Kinder vom Täter »verführt« oder mit Bestechung oder Drohung scheinbar »gefügig« gemacht werden. Das sieht nicht gewalttätig aus, ist aber ein gewolltes Eindringen über Grenzen hinweg und hat auch in diesen Fällen immer gewaltförmigen Charakter. Die Intrusion bei sexueller, körperlicher und emotionaler Gewalt erfolgt letztlich immer gegen den Willen und gegen die fundamentalen Bedürfnisse der Betroffenen. Dies gilt auch dann, wenn ein Kind einer Annäherung oder der sexuell getönten Berührung eines Täters scheinbar »zustimmt«.

Die Verantwortung des Täters für die Intrusion

Wir definieren nun traumatisierende Täter als Personen, die gegen den Wunsch, den Willen und die Selbstbestimmung der Betroffenen deren soziale, personale, körperliche und intime Grenzen überschreiten und in die Person der Betroffenen und ihre verletzlichen Innenräume eindringen.

Der Täter verfolgt dabei eigene Interessen, mit denen er die Betroffenen ausnutzt und ausbeutet. Dies gilt ganz besonders für sexuell motivierte und sadistische Täter. Der Täter macht mit seinem Eindringen die Betroffenen zum Objekt der eigenen Interessen. Bei Eltern, die ihre Kinder immer wieder schlagen oder auf andere Art psychische Gewalt gegen sie ausüben, trifft dies in aller Regel nicht zu, weil sie oft aus Überforderung oder Hilflosigkeit handeln. Aber auch hier ist das Kind Objekt der eigenen emotionalen Situation und Bedürftigkeit der Eltern. So erfolgt auch da eine gewaltförmige Intrusion, auch wenn diese nicht gezielt absichtlich vorgenommen wird.

Zentral für den hier vorgestellten neuen Ansatz der Traumatherapie ist nun, dass es in diesem Prozess der Intrusion keine wie auch immer geartete Internalisierung, Übernahme oder Introjektion des Täters durch die Betroffenen gibt. Die Betroffenen übernehmen hier nicht den Täter, sondern sind seinem Eindringen ausgeliefert. Bei einer Vergewaltigung mit Todesandrohung ist dies unmittelbar sichtbar. Bei »sanfteren« Formen des Eindringens ist dies zunächst nicht unmittelbar ersichtlich, aber im Erleben der Betroffenen und im Ergebnis wird deren Grenze überschritten und ihr intimer Innenraum besetzt und verletzt. Die Aktivität des Eindringens, also der Intrusion, liegt damit ganz und gar auf der Seite des Täters.

> Die Verantwortung für die traumatisierende Intrusion liegt ganz beim Täter, nicht beim Unbewussten, nicht in Internalisierungsprozessen, nicht in wie immer gearteten unbewussten Motiven der Betroffenen oder gar bei den Betroffenen selbst.

Dabei sind die Betroffenen dem Eindringen ausgesetzt und in aller Regel auch ausgeliefert. Ein Sich-Wehren scheint von außen gesehen in manchen Situationen möglich, aber subjektiv sehen die Betroffenen aus verschiedensten Gründen keine Möglichkeit der Abwehr der traumatisierenden Intrusion des Täters. Der Versuch einer Gegenwehr hätte beispielsweise bei einer Vergewaltigung oder einem Raubüberfall massive Risiken für Leib und Leben der Betroffenen. Wenn Kinder und Jugendliche sich wehren, erleben sie häufig, dass dann die körperliche oder psychische Gewalt noch massiver wird. Zudem befürchten sie immer auch einen Liebesverlust in einer für sie wichtigen Beziehung, zum Beispiel zu einem gewalttätigen Elternteil. Gelingt es den Betroffenen in einzelnen Situationen, den Täter abzuwehren, wirkt auch der Versuch der Intrusion traumatisierend, ist dieser doch mit einer massiven Bedrohung und einem Eindringen in den sozialen und psychischen Nahraum verbunden.

Die Intrusion als Eindringen in die Innenräume der Betroffenen

Die beiden ersten Fallbeispiele zeigen exemplarisch, wie sexuelle Gewalt als ein psychophysiologisches Eindringen des Täters in den intimsten Innenraum der sexuellen Identität von Betroffenen aussieht. Bei der Vergewaltigung in Fallbeispiel 1 dringt der Täter ganz direkt in den Genitalbereich ein, verletzt sein Opfer physiologisch und missbraucht es für seine Lust- und Machtbedürfnisse. Er hinterlässt seine Spuren in der Verletzung der Betroffenen, aber auch mit seinem Sperma und dessen Geruch. Die Vergewaltigte fühlt sich in ihrem innersten Kern als Frau gedemütigt, beschämt, beschmutzt und zerstört. Auch wenn sie die Traumatisierung wegen der Betäubung durch die K.o.-Tropfen nicht unmittelbar bewusst miterlebt, haben ihr Körper und ihr emotionales Gedächtnis im limbischen System die Intrusion durch den Täter registriert und dauerhaft gespeichert. Sie spürt beim Erwachen das Trauma als Verwundung im Inneren ihres Körpers mit massivem, überflutendem Schmerz und als Verletzung im Innersten ihrer weiblichen Identität.

Beim zweiten Fallbeispiel dringt der Täter in die psychosexuelle Identität des Jungen ein, die noch kindlich und in der Entwicklung begriffen ist. Die Aufforderung und der psychische Druck, sexualisierte Handlungen auszuführen, überschreiten die Grenzen der sexuellen Selbstbestimmung und die einer noch kindlichen Sexualität massiv. Die akustischen und olfaktorischen Signale dringen in den Jungen über das Hören und Einatmen tief ein und besetzen seinen psychophysiologischen Innenraum. Hier wird die Grenze zum psychischen Innenraum des Kindes auf subtile und zugleich massive Weise überschritten.

Hier, wie auch im Fallbeispiel 1, wird auf schreckliche Weise deutlich, was der Begriff der physiologisch-psychologischen Intrusion eigentlich bedeutet.

> Die Intrusion durch einen traumatisierenden Täter hinterlässt massive Verletzungen, Verwundungen und Destruktion in den physischen und psychischen Innenräumen der betroffenen Kinder, Jugendlichen und Erwachsenen.

Das traumatisierende Eindringen eines Täters ist ein Überschreiten der Grenzen eines Menschen, die die eigenen Innenräume schützen sollen. Die Grenzen, wie die Grenzen des eigenen sozialen Nahraumes oder die Hautgrenzen, schützen unsere intimen Innenräume, die nur uns gehören und die unsere Individualität und Einzigartigkeit ausmachen. Unsere physiologischen und psychischen Grenzen sichern unsere Integrität, Vollständigkeit und unser Selbstsein in der Differenz zu anderen. Die Unverletzlichkeit dieser Grenzen ist zentral für unser psychisches Überleben, das nun bei einer intrusiven Traumatisierung durch das Überschreiten, die Verletzung und die Zerstörung der Grenzen selbst bedroht ist. Je tiefer der Täter in die Betroffenen eindringt, umso bedrohlicher und destruktiver wirkt seine Intrusion, weil nun die sensibelsten und verletzlichsten Innenräume und das Zentrum ihres Selbst bedroht sind. Das wird in Kapitel 3 noch näher ausgeführt, ist aber hier schon wichtig, um die verwundende und zerstörerische Wirkung der traumatisierenden Intrusion eines Täters klar und eindeutig benennen zu können.

1.3 Die Prozesse der Intrusion und Invasion des Täters in den Innenraum der Betroffenen

Wenn wir nun die gewaltförmige Traumatisierung durch einen Täter bei dessen Intrusion in den sensiblen und verletzlichen Innenraum eines anderen näher beschreiben, so hat die Intrusion folgende destruktive Aspekte (Vogt, 2012):

- **Intrusiv und penetrierend**
  Die Handlungen des Täters überschreiten die Grenzen eines anderen Menschen, verletzen oder zerstören diese und dringen in sein Inneres ein. Bei massiven Traumatisierungen wie einer Vergewaltigung dringt der Täter nicht nur verletzend in die Betroffenen ein, sondern penetriert sie gänzlich. Dabei werden die natürlichen Abwehr- und Ausstoßungsreaktionen der Betroffenen wie Ekelgefühle und Würgereiz gewaltsam überwunden.

- **Invasiv und ohnmächtig machend**
  Mit dem Durchbrechen der schützenden Grenzen des anderen nimmt der Täter dessen inneren Raum ein. Eine Gegenreaktion oder Fluchtaktion ist dann nicht mehr möglich. Damit verlieren

die Betroffenen ihre Selbstbestimmung über die eigenen Innenräume und erleben dies nun als Ohnmacht und Lähmung.

- **Überwältigend und überflutend**
  Der Täter überflutet mit seinem überstimulierenden Verhalten den Innenraum der anderen Person, insbesondere bei Kindern und Jugendlichen. Dazu kommt eine nachfolgende zweite Überflutung durch die eigenen Panik- und Angstreaktionen, die nun spiegelbildlich zur Täterüberflutung durch die Aktivierung des blockierten Flucht- und Kampfimpulses aus dem Inneren des Organismus stammt. Der externalen überstimulierenden Überflutung folgt eine internale emotionale Überflutung der Innenräume der Betroffenen aus dem eigenen Inneren.

- **Verletzend, verwundend und Schmerz zufügend**
  Das Eindringen in den physischen Innenraum eines anderen verursacht, wie bei einer Vergewaltigung, konkrete physiologische Verletzungen der Schleimhäute oder bei körperlicher Gewalt stumpfe Verletzungen mit Hämatomen und nicht selten auch mit Blutungen. Das Durchbrechen der Grenzen fügt aber auch psychologischen Schmerz zu, der im Gehirn ähnlich wie körperlicher Schmerz repräsentiert wird. Das Eindringen ist also immer mit psychischen, meist aber auch mit physiologischen Schmerzen der körperlichen Verletzung verbunden. Das Zufügen von Schmerzen ist auch ein Machtmittel des Täters, weil Schmerzen ohnmächtig machen. Zudem befriedigt das Erleben der Schmerzen der Betroffenen häufig die sadistischen Bedürfnisse des Täters.

- **Okkupativ und unterwerfend**
  Der Täter besetzt mit seiner Präsenz den Innenraum der anderen Person mit dem Ziel und dem Effekt einer Unterwerfung. Der Innenraum gehört nun nicht mehr den Betroffenen, vielmehr dem fremden Eindringling. Die Inbesitznahme der Innenräume stellt auch ein Machtinstrument des Täters dar, das ihm einerseits Lust verschafft, andererseits für weitere gewaltförmige Übergriffe den Boden bereitet. Mit der Innenbesetzung der Betroffenen kann der

Täter diese nun in seinem Sinne manipulieren. Der Täter legt es unbewusst, oft aber auch ganz bewusst, darauf an, im Innenraum als weiter wirkender Innerer Täter präsent zu bleiben.

- **Instrumentalisierend und ausbeutend**
  Der Täter dringt mit seinen eigenen egoistischen, narzisstischen oder sexuellen Interessen in den Innenraum einer Person ein. Er nutzt zum Beispiel deren Hilflosigkeit oder Beschämung für die Befriedigung seiner Gewalt- und Machtlust. Der Körper der Betroffenen und die eventuell unwillkürlich auftretende sexuelle Reaktion werden für die eigene sexuelle Stimulation und Erregung benutzt. Eltern, die ihre Kinder etwa aus Hilflosigkeit schlagen, haben in aller Regel kein ausbeuterisches Interesse. Allerdings nutzen auch sie das überwältigende Beschimpfen oder Schlagen zur Bewältigung ihrer eigenen Hilflosigkeit und zur Abfuhr ihrer Aggression.

- **Beschämend und beschuldigend**
  Die Verletzung der Grenzen eines Menschen führt fast immer zu massiven Schamgefühlen, weil die Destruktion der Grenzen als Bloßstellung erlebt wird. Sehr häufig nutzen die Täter zudem die natürlich auftretenden Schamgefühle für die Demütigung und Unterwerfung. Fast immer weisen die Täter den Betroffenen eine Schuld für den intrusiven Übergriff zu. Häufig wird ihnen unterstellt, dass sie die Übergriffe selbst wollten oder aber zum Beispiel als Strafe selbst heraufbeschworen oder verdient haben.

- **Deformierend und destruierend**
  Das Eindringen des Täters verändert die innere Struktur und Balance einer Person, indem es die Betroffenen klein macht, deformiert und in ihrer Selbstwahrnehmung verzerrt. So werden zum Beispiel bei sexueller Gewalt die sexuelle Identität, das eigene Körpererleben und die sexuelle Erlebensfähigkeit massiv gestört oder zerstört. Bei emotionaler Gewalt wird die Bindungsfähigkeit vor allem von Kindern und Jugendlichen destruiert.

- **Intoxikativ und toxisch vergiftend**
  Die mit dem Eindringen verbundene Abwertung, Beschämung, aber auch oft der spürbare Hass, der Sadismus und der Vernichtungswille des Täters wirken in den Innenräumen der Person vergiftend. Entwertende und entwürdigende Statements wie »Du bist selbst ein Schwein« wirken als Entwertungstoxikum weiter. Massiv toxisch sind auch Lügen und betrügerische Täuschungen wie »Deine Eltern wollten das auch« oder Drohungen: »Wenn du nicht lieb bist, passiert etwas Schlimmes.« Die innere Vergiftung führt dazu, dass die Betroffenen ihren Gefühlen und sich selbst nicht mehr trauen können.

- **Injizierend, implantierend und programmierend**
  Mit dem Eindringen schreiben die Täter nicht nur ihr Handeln und sich selbst in das Innere der Betroffenen ein, sondern auch Handlungsanweisungen an sie. Besonders bei sexueller Gewalt gegen Kinder werden handlungsanleitende Sätze wie »Verrate mich nicht« implantiert. Bei ritueller Gewalt, organisierter Gewalt oder durch Sekten werden ganze Programme injiziert, die als Mind Control wirken (Huber, 2020; Miller, 2012).

Je massiver und gewaltförmiger die intrusive Traumatisierung ist, desto stärker treffen die hier genannten Punkte zu. Nicht immer beabsichtigen die Täter diese Prozesse bei ihrem intrusiven Handeln, aber in der Wirkung sind sie immer vorhanden. Je skrupelloser, je gewaltbereiter, je hasserfüllter, je stärker der Täter seinen egoistischen, narzisstischen und sexuellen Eigeninteressen verpflichtet ist, umso massiver und destruktiver sind die Traumafolgen im Sinne einer Komplextraumatisierung im Körper-Haus und Selbst-Haus der Betroffenen. Die unterschiedliche Massivität der Intrusion des Täters erklärt auch die Unterschiedlichkeit und Schwere der Folgesymptome bei den Betroffenen. Wenn Betroffene eine große Resilienz besitzen, können sie selbst spontan den Inneren Täter in sich wenigstens teilweise begrenzen oder ein Stück distanzieren, sodass insgesamt die Schwere der Komplextraumatisierung begrenzt werden kann. In aller Regel empfiehlt sich aber auch hier eine traumatherapeutische Bearbeitung mit der Depotenzierung des Täter-Imprints.

> Die intrusive Traumatisierung durch einen Täter ist immer verbunden mit verschiedenen Formen der Überwältigung, Invasion, Penetration, Besetzung, Intoxikation und Destruktion im Körper-Haus und Selbst-Haus der Betroffenen.

1.4 Traumatherapeutische Konsequenzen und Interventionen

Für eine Traumatherapie, die eine Komplextraumatisierung als intrusives, gewalttätiges Eindringen durch den Täter versteht, ergeben sich zunächst Konsequenzen für die Therapeutinnen und Therapeuten in ihrer inneren Haltung gegenüber dem Täter und seinem intrusiv-gewalttätigen Handeln. Diese veränderte innere Haltung der Therapeutinnen zeigt sich dann zunächst in der Psychoedukation der Patientinnen und später besonders bei der Depotenzierungsarbeit mit dem Täter-Imprint:

- Die Traumatisierung wird gegenüber den Betroffenen als gewalttätiges Eindringen des Täters benannt und beschrieben.
- Es gibt bei der Intrusion, also bei der akuten Traumatisierung durch einen Täter, keine Übernahme, Internalisierung oder Introjektion des Täters durch die Betroffenen.
- Die gewalttätige Intrusion wird eindeutig als ethisch verwerfliche, meist auch als strafbare Tat benannt.
- Die Verantwortung für das Eindringen des Täters gegen das Selbstbestimmungsrecht der traumatisierten Betroffenen liegt ganz auf der Seite des Täters, nicht bei den Betroffenen.
- Der intrusive Täter wird klar benannt und mit den Klientinnen ein realistisches Bild für den Täter und sein traumatisierendes Handeln erarbeitet.
- Der Innere Täter wird als Abdruck des konkret aktiven, intrusiven Täters, also als Täter-Imprint verstanden und beschrieben.

Häufig ist bei traumatisierten Klientinnen nicht klar, worin die intrusive und traumatisierende Aktivität des Täters bestand, weil die traumatischen Erfahrungen oft dissoziiert und fragmentiert sind. Dann geht es entsprechend den Regeln der Traumatherapie darum, behutsam und zunächst in der Distanz einen ersten vorsichtigen Zugang zum intrusiven Täter und seinem traumatisierenden Handeln zu gewinnen. Aus den Teilerinnerungen, aus den Körperempfindungen und aus den Symptomen lässt sich häufig eine erste Hypothese über das Tatgeschehen und über das Handeln des Täters ableiten. Diese behutsame Annäherung an die Fakten einer intrusiven Komplextraumatisierung gehört zu einer ersten diagnostischen Abklärung (Kapitel 3.3.3), die immer mit Methoden der Stabilisierungsarbeit (Kapitel 3.4.6 und 3.5.3) verbunden wird.

Metaphern für den Täter als Akteur seines intrusiven Handelns

Die Erarbeitung eines Bildes oder einer Metapher für den intrusiven Täter ist ein wichtiger Schritt zu einer allerersten Depotenzierung des Täters. Dieser darf allerdings erst nach der Stabilisierungsarbeit vorgenommen werden.

Mit der konkreten Beschreibung, mit der Benennung und mit dem Finden einer Metapher für den Täter wird der oft als riesig, bedrohlich, dunkel oder verschwommen erlebte Täter in ein konkretes und damit behandelbares Bild überführt. Wir erklären den Klientinnen, dass mit einer ersten konkreten Beschreibung und Benennung des Täters dieser für die spätere Entmachtung greifbar wird. Dann fragen wir sie, ob sie bereit sind, nach einem ersten realistischen und eindeutigen Begriff für den Täter zu suchen und ihn damit zu benennen.

Für die Benennung des Täters werden oft ganz individuelle Bezeichnungen gewählt, häufig sind folgende Begriffe zu finden (Peichl, 2020, 2021): Verfolger, Einbrecher, Vernichter, Überfallender, Besetzer oder Besatzer, Feind, Vernichter, Vergewaltiger, Invasor, Okkupant, Straftäter oder Krimineller. Nicht selten werden auch apersonale Begriffe gewählt: Gespenst, Monster, Geist (im Sinne von Ghost), fremde und heimliche Macht, das Unheimliche, das Fremde, das Bedrohliche oder das Überwältigende, manchmal auch apersonale Bilder wie das Messer, der Dolch, der Schlag oder der Stich. Hier werden wir erst im weiteren Verlauf konkrete Bilder für den realen Täter erarbeiten. Dabei geht es noch nicht um Details, sondern um eine begriffliche Benennung und damit eine erste Distanzierung und Depotenzierung des Täters.

Wir achten darauf, dass wir bei der Erarbeitung eines Begriffs oder einer Metapher für den intrusiven Täter sachlich und realistisch bleiben und der Täter nicht abgewertet wird. Wir benennen eindeutig und klar, dass die Handlung des Täters destruktiv, ethisch verwerflich und meist auch strafbar ist. Die Motive, die Biografie und innere Dynamik des Täters spielen hier keine Rolle, weil wir ganz auf der Seite der Betroffenen stehen und ein Verständnis für den Täter von den Betroffenen wie ein Verrat an ihnen erlebt wird.

Der Täter darf in der Traumatherapie nicht abgewertet oder als Mensch diskreditiert werden. Vielmehr wird seine intrusive Täteraktivität realistisch und genau benannt, insbesondere im Hinblick auf seine destruktive Wirkung und Auswirkung auf die Betroffenen.

KAPITEL 2

Das Täter-Imprint und der internale Täter-Komplex – wie der Innere Täter entsteht und destruktiv wirkt

Fallbeispiel 4
Sexuelle Gewalt durch den Schwimmtrainer

Die 30-jährige Klientin berichtet von wiederkehrenden anorektischen und bulimischen Phasen. Zudem verzichtet sie in ihrer Ehe mit stiller Zustimmung ihres Ehemanns gänzlich auf Sexualität. In der Anamnese stellt sich heraus, dass sie von ihrem Schwimmtrainer sexuelle Gewalt erlitten hatte. Der Schwimmtrainer kam immer wieder scheinbar zufällig in die Dusche und Umkleidekabine und betrachtete die pubertierende 13-Jährige mit aufdringlichen Blicken. In einem Einzeltraining im Schwimmbecken fasste der Schwimmtrainer ihr zwischen die Beine und fügte ihr Schmerz zu. Sie erstarrte gänzlich, konnte keine Schwimmbewegung mehr machen und schluckte ungewollt viel Wasser, was in ihr Todesangst auslöste. Sie ging dennoch weiter zum Schwimmtraining, weil sie als Schwimmerin sehr erfolgreich war. Weitere Versuche der sexuellen Gewalt durch den Schwimmtrainer konnte sie zwar abwehren, aber auch das Erleben dieser Versuche des Trainers waren mit großer Panik verbunden.

2.1 Das Imprinting – die Entstehung des Täter-Imprints

Das gewaltförmige Eindringen des Täters in den inneren Raum der Betroffenen hinterlässt nun destruktive Spuren in Form von Abdrücken des Täterhandelns und des Täters selbst. Der Täter drückt der traumatisierten Betroffenen nicht nur seine Gewalt und Macht auf, sondern seine eigene Form – wie bei einem Münzdruck. Der Täter presst, drückt und brennt sich und sein intrusives Handeln in das Erleben, in die neuronalen Netzwerke des Gehirns und in die Struktur der Person ein. Das gewaltförmige Eindringen stimuliert die peripheren Sinnesrezeptoren und die zentralen Neuronen im Gehirn übermäßig und hinterlässt dabei Engramme, die diese gewaltförmige Erfahrung in Form von neuronalen Netzwerken repräsentieren und speichern. Ich wähle hier für diesen Vorgang den Begriff des Imprintings, das ich als gewaltförmige, überstimulierende Prägung durch einen intrusiven Täter verstehe.

> Die Intrusion durch einen gewalttätig-traumatisierenden Täter bewirkt ein Imprinting seines Handelns und seiner selbst als Akteur der Intrusion. Dieses Imprinting hinterlässt als Engramm die Gestalt des Täters im Innenraum und in der Struktur der Betroffenen. Deshalb wird das Engramm des eindringenden Täters nun als Täter-Imprint verstanden.

Seit längerem wird der Begriff der Prägung in den Neurowissenschaften wieder neu aufgegriffen und neu verstanden, so zum Beispiel in der intrauterinen Prägung des Embryos (Braun, 2020), oft auch als Fetal Programming (Kwon & Kim, 2017) bezeichnet. Exogene Einflüsse wie mütterlicher Stress oder Fehlernährung können beim Embryo ganz früh die Zell- und Organentwicklung destruktiv prägen und programmieren. Diese frühen destruktiven Erfahrungen schreiben und prägen sich auch auf der epigenetischen Ebene beim Embryo ein, sodass dies in der späteren Entwicklung als destruktives Programm weiterwirkt und sich zum Beispiel gesundheitsschädigend auswirkt (Heim et al., 2020).

Das intrusive, traumatisierende Verhalten der Täter hinterlässt gerade bei der hohen Plastizität des Gehirns von Kindern und Jugendlichen massive Imprintings, sogenannte Engramme des Täters und seines Handelns.

Dieses Täter-Imprint unterscheidet sich deutlich von dem bisher in der Psychotraumatologie gebrauchten Konzept des Täter-Introjektes. Das Täter-Imprint entsteht nicht durch eine Internalisierung oder Introjektion, also nicht durch eine unbewusste Hereinnahme des Täters in das innere System der Betroffenen. Wenn Kinder zum Beispiel ihre Eltern oder eine geliebte Lehrerin internalisieren, dann braucht es eine freie und wohlwollende Beziehung zu diesen Personen. Dies geschieht, wie die Polyvagaltheorie (Porges, 2019) gezeigt hat, in einer sicheren Beziehung, in der es auch einen Abstand zu dem nach innen zu nehmenden Gegenüber gibt. Ein intrusives traumatisierendes Eindringen eines Täters verhindert geradezu eine freie Internalisierung eines bedeutsamen Gegenübers. Es kommt nun zu einer gewalttätigen Grenzverletzung, Überwältigung und Überflutung durch den Täter, bei der nicht eine Internalisierung, sondern ein gewaltförmiges Imprinting stattfindet. Der Täter wird deshalb bei der Intrusion nicht internalisiert, sondern den neurobiologischen Systemen der Betroffenen gewalttätig aufgezwungen. Es ist – und das sei hier ausdrücklich betont – auch kein Konstrukt des Gehirns, das zur Bewältigung der Traumasituation dient, sondern es ist destruktives, erzwungenes Ergebnis einer Gewalttat.

> Das Imprinting ist ein fundamental anderer Prozess als eine Internalisierung und Introjektion. Das Ergebnis des Imprintings ist kein inneres Objekt oder Introjekt, sondern ein Täter-Imprint. Die Verantwortung für das Entstehen eines Täter-Imprints liegt ganz auf der Seite des Täters, nicht auf der Seite der traumatisierten Betroffenen.

Für das Täter-Imprint ist nun ganz der Täter verantwortlich. Das Täter-Imprint ist einerseits das automatische, unwillkürliche Ergebnis seines traumatisierenden Eindringens, andererseits wird das Entstehen eines Täter-Imprints vom Täter oft ganz bewusst beabsichtigt. Nicht selten spürt er auch unbewusst, dass das Einprägen seines

Imprints ein Machtmittel darstellt, um die Betroffenen, insbesondere Kinder und Jugendliche, aber auch Erwachsene in abhängigen Beziehungen für weitere Übergriffe, zum Beispiel sexuellen Missbrauch, bereit zu machen.

2.2 Das Imprint als Prägung auf der Ebene der Sinnesmodalitäten

Fallbeispiel 5

Sexuelle Gewalt durch älteren Bruder

Die 25-jährige Klientin sucht die Therapie auf, weil sie in der sexuellen Begegnung mit ihrem Partner in einer ansonsten gelingenden Beziehung immer wieder eine Blockade erlebt. Das Stöhnen ihres Partners irritiert sie so sehr, dass sie aus der sexuellen Erregung aussteigt, sich kühl anfühlt und sich dann weinend wegdreht. Dabei sieht sie das lustverzerrte Gesicht ihres Bruders. Sie erinnert sich in diesen Momenten an die sie ekelnde Situation als Sechsjährige mit ihrem zehn Jahre älteren Bruder. Sie hatte ein Zimmer neben dem ihres Bruders. Es gab keine Tür zwischen den Zimmern. Sie hörte nachts immer wieder, wie ihr Bruder onanierte. Bei einem Gang zur Toilette, die nur durch das Zimmer des Bruders zu erreichen war, fällt ihr Blick auf das lustverzerrte Gesicht ihres Bruders beim Onanieren, dann auf seine entblößten Genitalien. Sie »weiß« sofort, dass sie diesen Anblick nie mehr vergessen wird, weil er sich heiß in ihr Gedächtnis brennt und zugleich im Erschrecken wie eingefroren wird.

Das gewaltsame Eindringen des Täters hinterlässt Spuren zunächst auf der Ebene der Sinnesrezeptoren in den verschiedenen Sinnesmodalitäten. In den betroffenen Rezeptoren kommt es beim Eindringen zu einer intensiven Aktivierung, häufig auch zu einer Übererregung, die die Sensitivität der Rezeptoren dauerhaft erhöht. Genau diesen Prozess beschreiben wir als Imprinting zunächst auf der peripheren Ebene der Sinnesrezeptoren.

Zum Beispiel führt das Schlagen zu einer intensiven, heiß-brennenden Stimulation der Hautsensoren, die den Schlag abbilden. Eine ähnlich befremdliche und intrusive Überstimulation der Hautsensoren gibt es bei einem sexualisierten »Streicheln« und Berühren des Kindes durch den Täter.

2.2.1 Visuelles Täter-Imprint

Meist wird der Täter bei der Intrusion bei seinem bedrohlichen Annähern und Eindringen gesehen und brennt sich in seiner Massivität oft als scharfes, hyperrealistisches Bild im visuellen Cortex des Gehirns ein. So sieht das sechsjährige Mädchen in Fallbeispiel 5 das von Lust verzerrte Gesicht ihres Bruders beim Onanieren. Der Junge in Fallbeispiel 2 sieht vor seinem inneren Auge immer wieder den eindringenden Blick des Klavierlehrers, seine zudringlichen Hände oder sein entblößtes Geschlechtsteil. Dabei ist das visuelle Imprint kein objektives Abbild, sondern durch die erlebte Bedrohung und Angst oft ein vergrößertes oder hyperrealistisches, oft aber auch ein verschwommenes, meist auch zersplittertes, also fragmentiertes Bild vom eindringenden Täter.

2.2.2 Akustisches Täter-Imprint

Der Täter dringt auch akustisch über sein Schreien, sein Stöhnen oder drohendes Flüstern, aber auch über demütigende und beschämende Sätze in die Betroffenen ein. Gegen das akustische Eindringen können sich die Betroffenen nur unzureichend schützen, sodass die akustische Intrusion sofort auch in die Innenräume der Betroffenen eindringt und dann im Gehirn abgespeichert wird. Das Mädchen in Fallbeispiel 5 hört vom Nebenzimmer das Stöhnen ihres Bruders beim Onanieren, das ihr in den Ohren zu klingen und im Kopf lange nachzuhallen scheint.

2.2.3 Haptisch-taktiles Täter-Imprinting über die Haut

Die haptisch-taktile Empfindung der Haut ist zentral für das Täter-Imprinting, weil die meisten grenzverletzenden Traumatisierungen mit zudringlichen und grenzverletzenden Berührungen verbunden sind. Die Intrusion eines Täters überwindet die Haut als schützende Grenze und überstimuliert die Haut als Berührungsorgan. Eine unangenehme Berührung wie eine nicht erwünschte sexuelle Stimulierung bildet sich im Tastsinn der Haut ab und wird dort als taktile Erfahrung gespeichert, die zugleich mit Bedrohung, Angst oder Ekel verbunden ist. Der Junge in Fallbeispiel 2 spürt in seinem Gesicht noch lange das unangenehme Streicheln des Klavierlehrers.

Die Haut im Gesicht und die Schleimhäute sind besonders sensitiv, weil hier viele Rezeptoren sitzen und bedrohliche oder sexualisierte Berührungen abspeichern. So reagiert die Haut zum Beispiel beim Schlag ins Gesicht mit einer Rötung und einem heißen Brennen. Das Eindringen des Täters wird von den Betroffenen auf der Ebene der Haut als Zerschneiden, Durchstoßen, Aufschlitzen und Aufreißen erlebt. Damit wird die Haut nicht nur überstimuliert, sondern durchbrochen und zerstört. Dies wird psychologisch, aber auch physiologisch als Schmerz erfahren und in und unter der Haut gespeichert.

2.2.4 Nocirezeptorisches Täter-Imprint

Das physische Eindringen bei einer genitalen oder analen Penetration oder beim Schlagen, Stoßen, Würgen und Festhalten verletzt und verwundet die Betroffenen. Dies überstimuliert die Nocirezeptoren (Kröner et al., 2017), also die Schmerzrezeptoren der Haut, oder verletzt das Hautgewebe, insbesondere die Schleimhäute der Genitalien oder des Mundes. Die junge Frau in Fallbeispiel 1 spürt unmittelbar nach der Vergewaltigung eine brennende, schmerzende Vagina. Dieses Brennen scheint sie wie Feuer von innen her zu entzünden.

Bei seinem Eindringen aktiviert der Täter die Nocizeptoren in der Haut, in den Muskeln, den Faszien und Gelenken. Der Täter hinterlässt so in den Nocirezeptoren und in den schmerzleitenden Nervenbahnen einen Abdruck seines traumatisierenden Handelns und damit von sich selbst. Der Verletzungsschmerz, der hier erlebt wird, bleibt mit dem Täter und seiner Intrusion verbunden und wird als tätergebundener Traumaschmerz abgespeichert.

Die Nocirezeptoren und die schmerzleitenden Neuronen werden dauerhaft sensitiviert und reagieren später mit gesteigerten neuronalen Aktionen, sodass der Schmerzabdruck auf der Haut, in den Schleimhäuten der Vagina oder den Faszien im Bauchraum nicht nur erhalten bleibt, sondern dort generalisiert und sich verstärkt. Es findet auch dann eine Stimulierung der Nocirezeptoren und die Ausbildung eines Schmerzgedächtnisses statt, wenn der Schmerz bei der Akuttraumatisierung wegen der Dissoziation oder wie bei der betäubten jungen Frau in Fallbeispiel 1 nicht gespürt wird. Der Täter hinterlässt bei seinem verletzenden Eindringen also in jedem Fall sein Imprint in den Nocirezeptoren.

So auch bei der jungen Frau in Fallbeispiel 1. Die bei der Vergewaltigung überstimulierten Schmerzrezeptoren in der Vagina behalten ihre Übersensitivierung bei, sodass die brennenden Schmerzen später beim Geschlechtsverkehr mit ihrem Partner aktualisiert werden (Paschinger & Büttner, 2021).

2.2.5 Propriorezeptives, kinästhetisches Täter-Imprint

Werden die Betroffenen festgehalten, gestoßen, gefesselt oder niedergedrückt oder beim sexuellen Missbrauch oder bei der Folter zu bestimmten Positionen gezwungen, werden diese vom Täter auferzwungenen Bewegungen und Körperhaltungen von der Propriozeption, auch als Kinästhesie bezeichnet, abgebildet und durch deren Rezeptoren gespeichert. Dieses Imprinting basiert auf den Rezeptoren des Bewegungsapparates in den Gelenken, Muskeln, Sehnen und in den Faszien und läuft zu großen Teilen unbewusst ab. Die von ihrem Partner niedergeworfene und gewürgte Frau in Fallbeispiel 3 kann schlecht schlafen, weil sie beim Liegen immer wieder über ihre Körperhaltung daran erinnert wird, wie der toxische Partner sie im Kissen niederdrückt und festhält.

2.2.6 Interozeptives und viszerozeptives Täter-Imprint

In der Interozeption werden der internale Status und die Prozesse des Körpers wie der Herzrhythmus, der Blutdruck oder die Körpertemperatur repräsentiert und über die Insula im Gehirn gemeldet und abgespeichert. Die Körpersignale aus dem Bauch- und Beckenbereich werden über die Viszerozeption als Körperempfindungen und dann als meist diffuse, oft auch bedrohliche Emotionen gespürt. Das Eindringen des Täters verändert den internalen Zustand des Organismus, sodass der Täter tief im Inneren des Körpers und des Empfindens sitzt. So schreibt sich der Täter in Fallbeispiel 3, der seine Partnerin würgt, auch in das Atemmuster seiner Partnerin ein. Die vergewaltige Klientin in Fallbeispiel 1 leidet an einem medizinisch nicht erklärbaren Harndrang. Hier prägt sich der Täter durch seine Intrusion über die Angstreaktion der Klientin ins urogenitale System dauerhaft und krankmachend der Klientin ein.

2.2.7 Olfaktorisches und gustatorisches Täter-Imprint

Stechende oder eindringende Gerüche wie zum Beispiel der alkoholisierte Atem des eindringenden Täters dringen über die sensiblen Geruchs- und Geschmacksrezeptoren sofort in den Innenraum der Betroffenen ein. So wird der unangenehme Geruch des Täters über den Bulbus olfaktorius direkt ins limbische System geleitet und dort als Imprint abgespeichert. Der Klient in Fallbeispiel 2 riecht auch als Erwachsener plötzlich und unvermittelt immer wieder den Geruch des Spermas vom Klavierlehrer und dessen Rasierwasser. Er kann kein Rasierwasser benutzen, weil er darüber an den missbrauchenden Klavierlehrer erinnert wird.

Das Eindringen des Täters führt also auf den verschiedensten Ebenen der Sinnesrezeptoren zu deren Aktivierung und dauerhaften Sensitivierung, weil das traumatisierende Eindringen immer mit einer Überreizung der Sinnesrezeptoren verbunden ist. Je mehr und intensiver die hier beschriebenen Sinnesmodalitäten beteiligt sind, umso stärker ist das Täter-Imprint in das Körperempfinden der Betroffenen eingebrannt. Das erlebte und nun in den verschiedenen

Sinnessystemen repräsentierte Täter-Abbild wird von den Betroffenen als eine überwältigende Erfahrung am und im ganzen Körper erlebt. So wird der schlagende, schreiende Vater visuell als übergroß, mit seinem Schreien akustisch eindringend und mit seinem Schlag haptisch-taktil verletzend erfahren.

> Das Imprinting findet bei der Intrusion des Täters zunächst peripher auf der Ebene der Sinnesrezeptoren meist in allen Sinnesmodalitäten statt. Damit verbunden ist eine Überstimulierung, Sensitivierung und Speicherung, die zunächst peripher das Täter-Imprint dauerhaft einbrennt und speichert. Das Täter-Imprint setzt sich aus den verschiedenen Eindrücken in den verschiedenen Sinnesmodalitäten zusammen.

2.3 Imprinting als Prägung auf verschiedenen zentralen neuropsychologischen Ebenen

Die Sinnessysteme sind mit den Systemen der zentralen Verarbeitung, also mit den neuronalen Strukturen des Gehirns verbunden, sodass das zunächst peripher auf Dauer eingeprägte Täter-Imprint nun auch in den inneren neurobiologischen Systemen eingebrannt wird. Da das intrusive Eindringen des Täters auf der Ebene der verschiedenen Modalitäten massiv und überstimulierend ist, führt das über die Weiterleitung über den Thalamus zu einer massiven Aktivierung zunächst der Amygdala als erster Station des emotionalen, limbischen Systems im Gehirn. In der Amygdala wird das Täter-Imprint mit Emotionen von Bedrohung, Angst und Panik verbunden und damit über die Emotionen intensiviert. Zugleich finden die bekannten, aus der Evolutionsbiologie stammenden Prozesse der blockierten Kampf-Flucht-Reaktion und des Totstellreflexes statt (Peichl, 2007). Ich beschreibe im Folgenden die wichtigsten und derzeit bekannten Ebenen, auf denen nun zentral das Täterhandeln, der Täter und die Traumareaktionen eingebrannt werden (Egle et al., 2020).

2.3.1 Imprinting der Amygdala als dauerhafte Sensitivierung der Alarmreaktion und Einbrennen des Tätergesichtes

Die Intrusion des Täters wird emotional als Erstes von der Amygdala registriert und als massive Bedrohung gewertet. Die Amygdala aktiviert dann den Sympathikus zur Aktivierung einer Abwehr-, Flucht- und Kampfreaktion, die aber in der intrusiven Traumatisierungssituation nicht ausgeführt werden kann (Peichl, 2007). Deshalb wird dann der Totstellreflex mit den dissoziativen Reaktionen des Freezings, des Numbings und der De-Realisierung und De-Personalisierung eingeschaltet. Die Amygdala wird durch das Täterhandeln nun dauerhaft neuronal verändert und damit sensitiviert. Für das Imprinting zentral ist zudem, dass die Amygdala auch mit der Gesichtswahrnehmung (Cozolino, 2007) verbunden ist, sodass das Tätergesicht in der Amygdala als emotional gefärbtes Täterbild imprinted wird. Die Amygdala als emotionale Alarmstelle vermittelt zunächst nur ein grobes, schemenhaftes und vergrößertes Bild vom eindringenden Täter. Dieses grobe Täter-Imprint ist nun dauerhaft mit den Alarmreaktionen der Amygdala assoziiert. Wenn die Klientin in Fallbeispiel 3 an den Täter erinnert wird, erlebt sie eine Panikreaktion mit massiver Atemnot und asthmatischen Anfällen.

Durch die Überstimulierung bei der Intrusion des Täters und der emotionalen Reaktion der Betroffenen kommt es zu einer intensiven Aktivität der Neuronen, die fest zu einem Netzwerk verbunden werden. Dieses hyperkonnektiv verbundene Netzwerk stellt ein Traumanetzwerk dar (Schauer & Elbert, 2020), in dessen Zentrum die Amygdala zusammen mit dem Täter-Imprint sitzt. Dieses Traumanetzwerk erstreckt sich über das gesamte Gehirn vom Hirnstamm über die Amygdala hin zu den primären sensorischen Rindenfeldern des Cortex. Das Traumanetzwerk ist über ganz verschiedene, oft kleinste Stimuli leicht triggerbar und nur schwer zu löschen.

2.3.2 Imprinting des Hippocampus und dessen Schädigung

Durch die Intrusion des Täters und die Reaktion der Amygdala wird der Hippocampus, der für die zeitliche und biografische Repräsentation und Abspeicherung von Erfahrungen verantwortlich ist, meist blockiert (Cozolino, 2007). Es kann nun keine zusammenhängende, verbalisierbare Erzählung und kein integriertes Bild vom Täter entstehen, vielmehr wird dieses häufig in Einzelteile zersplittert, also fragmentiert. Dabei werden manche Fragmente dissoziiert und sind schwer zugänglich, andere sind als Teilerinnerungen hypersensitiv in die Amygdala eingebrannt. Bei einer länger andauernden sequentiellen intrusiven Traumatisierung von Kindern und Jugendlichen führt die Intrusion durch einen traumatisierenden Täter auch zu einer teilweisen Zerstörung und zu einer Minderung des Wachstums des Hippocampus (Heim et al., 2020). Diese Prozesse werden durch die Ausschüttung des Cortisols vermittelt. Hier wird konkret deutlich, dass die Traumatisierung durch die Intrusion eines Täters zu einer Destruktion innerer Strukturen, hier des Hippocampus, führen kann. Hier und in den anderen Systemen wirkt das Täter-Imprint toxisch, also vergiftend und Strukturen zerstörend.

2.3.3 Imprinting des Stresssystems als dauerhafte Überaktivierung des Organismus

Die Amygdala aktiviert nun zwei Stresssysteme: das sympathische autonome Nervensystem durch die Aktivierung des Locus coeruleus im Hirnstamm mit der Ausschüttung von Noradrenalin und Adrenalin und das Hypothalamus-Hypophysen-Nebennierenrinden-System mit der Ausschüttung von Cortisol (Feneberg & Nater, 2020). Die beiden Systeme dienen zunächst der Aktivierung und Energetisierung von Abwehr-, Kampf- und Fluchtreaktionen des durch die Intrusion bedrohten Organismus. Da das Täter-Imprint weiter destruktiv aktivierend wirkt, bleibt die Überaktivierung der beiden Stresssysteme mit destruktiven Folgen für den Organismus erhalten (Heim et al., 2020). Der Täter ist gewissermaßen als dauerhafter innerer Feind und Verfolger ins Stresssystem eingebrannt. Die vom Partner gewürgte Klientin in Fallbeispiel 3 erlebt eine ständige nervöse Hochspannung und ängstliche Unruhe, so als könnte der Täter überall plötzlich wieder auftauchen und sie niederwerfen.

2.3.4 Imprinting der sensorischen kortikalen Felder

Nachdem über die Amygdala und die Stresssysteme die Intrusion des Täters sehr schnell und direkt in das Gehirn und damit in den Organismus vermittelt wurde, werden nun die oben beschriebenen peripheren, also multisensorischen Eindrücke vom traumatisierenden Täter und seinem intrusiven Täterhandeln über den Thalamus in die sensorischen Felder des Cortex weitergeleitet und dort imprinted. Die visuellen Eindrücke vom Täter werden im visuellen, okzipitalen Cortex als Engramme, also als bildhafte Täter-Imprints eingebrannt. Taktile und kinästhetische Erfahrungen mit dem Täter sowie ein Teil der Schmerzerfahrungen werden im Gyrus postcentralis so abgespeichert, dass jede vom Täter berührte und verletzte Körperregion in einem Körperabbild des Täterhandelns, im sogenannten somatosensorischen Homunculus, repräsentiert ist.

Die sekundären Assoziationsfelder des Cortex fügen die Erfahrungen der verschiedenen primären Cortexareale zu einem gesamten Imprint vom Täter zusammen. Da auch die primären Rindenfelder engstens ins Traumanetzwerk eingebunden sind, genügen kleinste somatosensorische, akustische oder visuelle Trigger, um das ganze Traumanetzwerk zu zünden (Elbert & Schauer, 2010).

2.3.5 Imprinting des Schmerzsystems

Die bei der Intrusion aktivierten Nocirezeptoren leiten den Schmerzreiz an das Gehirn weiter. Dort wird in der Insula und im anterioren cingulären Cortex zusammen mit der Amygdala der Schmerzreiz emotional als bedrohlich oder überwältigend bewertet (Bischoff et al., 2016). Dann entsteht in den sensorischen Rindenfeldern des Cortex ein neuronales Abbild der Verwundung und damit des Täterhandelns. Der intrusive Täter und sein verletzendes Handeln werden also auch zentral in den schmerzrelevanten Gehirnregionen gespeichert und mit einem intensiven Schmerzerleben verbunden.

Im nun entstehenden Schmerzgedächtnis (Tesarz et al., 2020) wird dies dauerhaft festgehalten, auch wenn die akuten Schmerzen der Intrusion zunächst beendet sind. Der bleibende posttraumatische Stress führt nun häufig zu einer weiteren neuronalen Sensitivierung und damit zu einer Hyperalgesie, also einer Überreaktion auf Schmerzreize, und zu einer Alodynie, also zu einem Schmerzerleben bei bisher nicht schmerzrelevanten Reizen. Der intrusive Täter, die Intrusion und die von ihm zugefügten Verletzungen werden im später erlebten Traumaschmerz also intensiviert und ausgedehnt (Egloff et al., 2013; Egle et al., 2020; Egle, 2020).

Des Weiteren ist hier wichtig, dass auch psychische Schmerzen, die über die Ohnmachtserfahrung, Beschämung, Entwürdigung, Abwertung und Einsamkeit in der intrusiven Traumasituation entstehen, ebenfalls von den Schmerzarealen, die den Körperschmerz abbilden, repräsentiert werden (Eisenberger, 2012). Psychischer Schmerz wird also wie Körperschmerz erfahren und im Schmerzgedächtnis gespeichert, und beides wird dauerhaft als Traumaschmerz erlebt. Der Traumaschmerz umfasst dabei den Schmerz der verletzenden und verwundenden Täter-Intrusion und den Schmerz der bleibenden psychischen und physischen Verwundungen und Verletzungen der Betroffenen.

2.3.6 Imprinting des impliziten Gedächtnisses

Auf der Ebene der Gedächtnissysteme findet das Täter-Imprinting zum kleineren Teil im bewusst zugänglichen biografischen, episodischen Gedächtnis über den Hippocampus, zum größeren und entscheidenden Teil im impliziten Gedächtnis statt (Cozolino, 2007; Piefke & Markowitsch, 2010). Das implizite und prozedurale Gedächtnis ist wiederum weitgehend im limbischen System insbesondere in der Amygdala, der Insula und dem Corpus Callosum und den Basalganglien verortet. Dort wird der Täter auf der Ebene der Körpererinnerung und Körpererfahrung somatosensorisch und kinästhetisch, automatisch und unwillkürlich, also ohne Bewusstheit abgespeichert. Wir können also von einem impliziten Trauma-Täter-Gedächtnis sprechen, das zwar durch Trigger und Körpererleben aktiviert werden kann, aber häufig zunächst nicht bewusst zugänglich ist.

2.3.7 Imprinting und Schädigung des Immunsystems

Der durch die intrusive Traumatisierung ausgelöste massive anhaltende Stress führt über die chronische Ausschüttung von Cortisol im Immunsystem zu einer Zunahme von Entzündungsfaktoren (Schubert, 2020). Da das Täter-Imprint im Organismus der Betroffenen langfristig destruktiv weiterwirkt und die Sensitivierung der Amygdala und der Stresssysteme anhält, kommt es langfristig zu einer Suppression des Immunsystems. Die Intrusion des Täters durchbricht nicht nur die psychologische Abwehr, sondern unterminiert dauerhaft die Abwehrkräfte des Immunsystems und wird so langfristig destruktiv wirksam (Heim et al., 2020).

2.3.8 Imprinting des epigenetischen Systems

Der Täter schreibt sich mit seinem intrusiven traumatisierenden Handeln auch auf der genetischen, genauer gesagt auf der epigenetischen Ebene ein (Spork, 2017; Binder, 2020). Intensive Lebenserfahrungen verändern zwar nicht das Genom, aber die Zugänglichkeit und Ablesbarkeit der DNA. Eine Traumatisierung in der Kindheit führt zur Veränderung der Methylierung der DNA in den Glukokortikoidrezeptoren (Binder, 2020) und damit zu lebenslanger Vulnerabilität des Stressregulationssystems.

2.3.9 Imprinting und Schädigung des Telomersystems

Traumata in der Kindheit führen bei der DNA zur Verkürzung der Telomere, der schützenden Kappen an der DNA, und zur Reduktion der Telomerase (Entringer et al., 2020). Damit wird die DNA bei Zellteilungen für Mutationen anfällig, was wiederum zu erhöhter Krankheitsanfälligkeit im Erwachsenenalter bis zu einem reduzierten Lebensalter der Betroffenen führt. Diese Lebenszeitverkürzung und erhöhte Vulnerabilität für Krankheiten ist umso stärker, je jünger das Kind bei der Traumatisierung und je massiver die Traumatisierung ist. Man könnte zugespitzt sagen, dass der intrusive Täter die Lebenszeit der von ihm traumatisierten Kinder und Jugendlichen verkürzt (Entringer et al., 2020).

Auf diesen hier beschriebenen zentralen Ebenen »schreiben« sich der intrusive Täter und das traumatische Erleben in das biologische System ein, und zwar im jeweiligen Code des entsprechenden Systems, wie zum Beispiel bei der epigenetischen Ebene mit der Methylierung der DNA und den Histonmodifikationen an der DNA, sodass die abgeschalteten DNA-Abschnitte nicht mehr abzulesen sind (Binder, 2020).

> Das Imprinting findet bei der Intrusion des Täters zusammen mit den evolutionsbiologisch angelegten Traumareaktionen auf den verschiedenen neuropsychologischen Ebenen vom limbischen System bis zum Telomersystem statt. Der intrusive Täter schreibt sich in diese Systeme als Täter-Imprint ein. Es bildet sich ein Trauma-Täter-Netzwerk mit dem Täter-Imprint als Zentrum.

Dieses Imprinting auf der Ebene des Immunsystems, der Epigenetik und des Telomersystems, aber auch die weiter oben beschriebenen Imprintingprozesse können nicht mehr systemisch-konstruktivistisch als Konstrukt des Gehirns verstanden werden, sondern stellen ein Imprint dar. In der Traumatherapie wird es darum gehen, das Täter-Imprint und seine neurobiologischen und biologischen Folgen auf den verschiedensten Ebenen in eine behandelbare Gestalt zu transformieren und, wie in Kapitel 4 und 5 beschrieben, zu bearbeiten. Der zentrale Zugang für die biologischen Ebenen des Imprintings wird dabei die Körperebene über das Trauma-Körper-Haus sein.

2.4 Introjektion und Täter-Introjekt als Sekundärprozess – der internale Täter-Komplex

Zum Fallbeispiel 2: Sexuelle Gewalt durch Klavierlehrer

Ich greife nochmals die intrusive Traumatisierung des neunjährigen Jungen auf, der von seinem Klavierlehrer immer wieder aufgefordert wird, ihn genital zu berühren und bis zur Ejakulation zu stimulieren (s. S. 15 f.). Der Junge erlebt diese Übergriffe als ekelhaft und schrecklich. Er hasst und verachtet seinen Klavierlehrer.

Zugleich bewundert der Junge seinen Klavierlehrer, der ihn auch zu kleineren unbeschwerten Ausflügen in die Stadt und zu einem Konzert einlädt. Er versucht, die Traumabilder zu bekämpfen, indem er sich den wohlwollenden, witzigen und musikalisch kompetenten Musiklehrer in angenehmen Situationen vorstellt. Dabei spürt er Nähe und Verbundenheit mit ihm. Er will deshalb den Klavierunterricht auch nicht aufgeben oder seinen Eltern von den für ihn schlimmen Übergriffen berichten.

Kommen wir noch einmal auf das gegenwärtig gültige Konzept der Introjektion und damit auf das Konzept des Täter-Introjektes zurück (eine Auswahl dazu: Huber, 2006; Peichl, 2013; Kahn, 2018; Fritzsche, 2021). Diese Konzepte sind weiterhin wichtig, auch wenn der Primärprozess bei der aktuellen Traumatisierung die Intrusion des Täters, das Imprinting und als Resultat das Täter-Imprint darstellt. Die Introjektion und die Bildung eines Introjektes vom Täter müssen wir nun als Sekundärprozess bei sexueller, körperlicher und emotionaler Komplextraumatisierung verstehen. Die Betroffenen übernehmen dann in den Phasen zwischen den akuten Traumatisierungen, zum Beispiel eines wiederholten sexuellen Übergriffes, das Bild des Täters, sofern sie weiterhin in einer Beziehung mit ihm stehen. Auch nach einer einmaligen intrusiven Traumatisierung versuchen sich die Betroffenen im wahrsten Sinne des Wortes ein Bild von der Traumatisierung und dem intrusiven Täter zu machen, um mit dieser massivsten Diskrepanzerfahrung psychisch zu überleben und damit auf Dauer zu leben. Nun konstruiert das Gehirn ein erträgliches Bild vom Täter, indem es die destruktiven Seiten des Täters dissoziiert und verdrängt und die positiven Seiten des Täters hervorhebt. Diese internale Täterkonstruktion ist der dritte Prozess bei einer Man-made-Traumatisierung.

Wir haben also drei Prozessschritte bei einer intrusiven Traumatisierung:

- **Primärprozess der Aktuttraumatisierung mit der Intrusion und dem Imprinting durch den Täter**
  In der akuten Traumatisierung werden, wie beschrieben, der Täter und sein traumatisierendes Handeln mit dem Ergebnis eines Täter-Imprints eingebrannt. Um das Täter-Imprint bilden sich in den beiden folgenden Prozessen weitere Schichten des Inneren Täters. Destruktiver und deshalb primär zu behandelnder Kern aber bleibt das Täter-Imprint, das bei einer einmaligen oder bei einer sequentiellen Traumatisierung unmittelbar im Prozess der Intrusion entstanden ist. Hatte der Betroffene schon vor der Traumatisierung eine Beziehung zum Täter, wie im obigen Beispiel zu dem vertrauten und idealisierten Klavierlehrer, dann wird die zuvor internalisierte Gestalt der bisher ungefährlichen Beziehungsperson durch das destruktive Imprinting zunächst überschrieben und überformt.

- **Sekundärprozess der Introjektion des Täters als Täter-Introjekt**
  In den Phasen zwischen den akuten Traumatisierungen durch den Täter introjizieren die Betroffenen den Täter im Sinne einer meist unbewussten Übernahme, wie das im Fallbeispiel 2 deutlich wird, bei dem der Junge zwischen den Intrusionssituationen ganz »normalen« Kontakt zum Klavierlehrer hat. Dies ist besonders wichtig, wenn Betroffene in einer weiter bestehenden Beziehung weitere Traumatisierungen durch den Täter befürchten müssen. Die Betroffenen versuchen dann nach der Akuttraumatisierung ihre Ohnmacht zu überwinden und wieder in einen Zustand eigener Aktivität gegenüber dem Täter zu kommen. Das Bild des nicht aktiven Täters, also das nun sekundär entstehende Introjekt, hilft den Betroffenen, den Täter zu verstehen, um die weiteren Aktionen des Täters vorherzusehen und sich besser auf eine nächste Traumatisierungssituation einstellen zu können. Das Introjekt vom alkoholkranken Vater hilft dem Kind, einzuschätzen, wie stark der Vater heute betrunken ist und wie massiv seine Gewalt heute sein kann. Diese Prozesse der Internalisierung werden unbewusst durch das Spiegelneuronensystem vermittelt. Bei der akuten Intrusion durch den Täter ist dieses vermutlich blockiert. Es

funktioniert nur auf Abstand, bei dem das Gegenüber in seinen Handlungen und seiner Mimik beobachtet werden kann. Auch die Mentalisierung, also die Fähigkeit, die inneren Zustände und Motive eines Gegenübers zu erschließen und zu verstehen, fördert die Internalisierung des Gegenübers.
Bei diesem Sekundärprozess einer Komplextraumatisierung entstehen des Weiteren bei den Betroffenen, besonders bei Kindern und Jugendlichen, Persönlichkeitsanteile, die sich gegenüber dem Täter loyal verhalten oder auch mit ihm identifizieren, die sogenannten täterloyalen und täteridentifizierten Ego-States (Huber, 2006; vgl. unten Kapitel 4.4.4).

- **Tertiärprozess der Konstruktion des internalen Täter-Komplexes**
Die Betroffenen müssen mit der Diskrepanz zwischen dem destruktiven Täter-Imprint und dem internalisierten Täter-Introjekt mit seinen teils positiven Seiten umgehen. Die Betroffenen versuchen nun, das Täter-Imprint und das Täter-Introjekt zu einer zwar noch diskrepanten, aber doch aushaltbaren Einheit zusammenführen. Dazu werden oft auch die unerträglichen Anteile des Täter-Imprints abgespalten. Insgesamt entsteht so ein internaler Täter-Komplex aus dem teilweise dissoziierten Täter-Imprint und dem internalisierten, teilweise positiven Täter-Introjekt. Diese Bearbeitung des Täter-Imprints und des Täter-Introjekts und die Konstruktion eines aushaltbaren internalen Täter-Komplexes, hier auch als Innerer Täter bezeichnet, ist schon ein Versuch der Bewältigung und eine erste Verarbeitung der Traumatisierung durch einen intrusiven Täter, auch wenn der internale Täter-Komplex mit seinem destruktiven Kern des Täter-Imprints in den Betroffenen dauerhaft schädlich weiterwirkt.

Eine Komplextraumatisierung durch einen intrusiven Täter besteht aus drei Prozessschritten. Der destruktivste und massivste Prozess besteht in der Intrusion des Täters und dem Imprinting mit dem Ergebnis eines Täter-Imprints. In einem Sekundärprozess wird der Täter aus Überlebensgründen internalisiert und ein Täter-Introjekt gebildet. Schließlich wird zur Diskrepanzreduktion in einem Tertiärprozess-

ein internaler Täter-Komplex, ein Innerer Täter, gebildet. Mit diesem internalen Täter-Komplex können die Betroffenen weiterleben, auch wenn er massiv destruktiv im inneren System der Betroffenen weiterwirkt.

Zusammengenommen entsteht ein internaler Täter-Komplex, der aus dem Täter-Imprint in der akuten Traumatisierungssituation und aus dem Täter-Introjekt, das in der Zeit vor oder nach der akuten Traumatisierung in der Beziehung zum Täter internalisiert wurde, zusammengesetzt ist. Therapeutisch werden wir vorrangig mit dem Täter-Imprint als dem destruktiven Kern des internalen Täter-Komplexes arbeiten (Kapitel 4).

2.5 Das Täter-Imprint und der innere Täter-Komplex als bleibende destruktive und toxische Fremdkörper

Mit dem Imprinting beim Eindringen des Täters beginnt zugleich auch eine dauerhafte Besetzung des psychophysiologischen Innenraums der Betroffenen, da das Täter-Imprint hyperkonnektiv in den neuronalen Systemen, besonders im Traumanetzwerk im limbischen System und im Cortex, dauerhaft gespeichert bleibt und auf den biologischen Systemen der Epigenetik, des Immunsystems und des Telomersystems kodiert und imprinted ist. Die inneren Systeme der traumatisierten Betroffenen sind also vom Täter-Imprint und dann später durch den gesamten internalen Täter-Komplex dauerhaft und destruktiv besetzt, sodass der Täter-Komplex oft lebenslang destruktiv weiterwirkt. Der internale Täter-Komplex bleibt als toxischer und destruktiver Fremdkörper wirksam, auch wenn er dissoziiert ist und dem bewussten Erinnern der Betroffenen, zum Beispiel der Erwachsenen, die als Kind traumatisiert wurden, nicht zugänglich ist. Auch bei dissoziierten Traumaerfahrungen und bei einem dissoziierten oder verdrängten Täter-Imprint wirken diese in folgenden Prozessen weiter und zeigen sich in folgenden Signalen:

- Flashbacks und Alpträume als sekundäre Intrusion des Täter-Imprints aus dem eigenen Inneren
- Erinnerungsfragmente, die Aspekte des intrusiven Täters und der Intrusion zeigen
- Dissoziative Reaktionen, wie Abwesenheits- und Entfremdungserfahrungen
- Schmerzsymptome bis hin zu chronischen Schmerzen
- Körperreaktionen, wie Verspannungen bis zur inneren Unruhe
- Psychische Symptome, wie depressive Phasen bis zur Borderline-Symptomatik

Diese in Kapitel 3 näher beschriebenen Syndrome zeigen, wie massiv das Täter-Imprint den psychischen und physiologischen Innenraum der Betroffenen besetzt und belastet. Das Täter-Imprint und der Innere Täter-Komplex werden immer wieder durch äußere oder internale Trigger ausgelöst und mit ihnen die Traumatisierungssituation, die muskulären Abwehrreaktionen, die emotionalen Reaktionen wie Ohnmacht und Panik und schließlich die Reaktionen wie Freezing und Dissoziation.

2.5.1 Die weiter traumatisierende Wirkung des Täter-Imprints und des Inneren Täter-Komplexes

Der nun abgespeicherte Innere Täter, insbesondere das bei der Intrusion aufgezwungene Täter-Imprint des gewalttätig eindringenden Täters, wirkt auf folgende Weise in den inneren Systemen der Betroffenen weiterhin traumatisierend, also destruktiv, verletzend und verwundend:

- **Internale Dominanz des Täter-Imprints**
  Durch das überwältigende Eindringen hat der Täter seine Übermacht gewaltförmig ausgeübt und die Betroffenen, insbesondere Kinder und Jugendliche, in eine Position der Unterwerfung gebracht. Das Täter-Imprint nimmt eine übermächtige und alles dominierende Position im Inneren der Betroffenen ein. So hat die Klientin in Fallbeispiel 1 noch Jahre nach der Vergewaltigung das

körperlich zu spürende Empfinden, dass der Täter in ihrem Beckenraum sitzt und dort ihre Sexualität blockiert.

- **Generalisierung und Ausbreitung des Täter-Imprints**
  Das Täter-Imprint hat die Tendenz, sich im Inneren der Betroffenen auszudehnen und zu generalisieren. Jeder Trigger, der an die Intrusion zum Beispiel bei einer Vergewaltigung erinnert, führt zu einer erneuten Aktivierung und zu einem erneuten Einbrennen des Täter-Imprints und damit zur Festigung seiner Dominanz. Bei einer sequentiellen Traumatisierung, wie bei der wiederholten sexuellen Gewalt oder bei der Folter, wird mit jeder erneuten intrusiven Traumatisierung der internale Täter-Komplex vergrößert. Die Klientin in Fallbeispiel 1 erlebt in zunehmendem Maße Angst vor dem sie verfolgenden Vergewaltiger, der ihrem Gefühl nach jederzeit und überall plötzlich auftauchen könnte. Dies entwickelt sich bei ihr zu Panikattacken, die scheinbar nichts mit der Vergewaltigung zu tun haben.

- **Fortlaufende Retraumatisierungen durch das Täter-Imprint**
  Mit der wiederkehrenden Triggerung des Täter-Imprints wird die damalige Intrusion, also die damalige Traumatisierung im Innenraum der Person, wiederholt und bewirkt so eine ständige Retraumatisierung der Betroffenen in ihrem schon verletzten und deshalb verstärkt verletzlichen Innenraum. Immer wieder bewirken Flashbacks und sekundäre Intrusionen, also plötzlich einschießende Teilerinnerungen an das Eindringen des Täters, eine machtvolle Präsenz des Täter-Imprints. Damit behält das Täter-Imprint im inneren System seine Machtposition. Die Klientin in Fallbeispiel 1 erlebt in der Sexualität mit ihrem Mann immer wieder kleinste Trigger, die das Täter-Imprint in ihr aktualisieren und dieses auch zwischen sie und ihren Mann treten lässt.

- **Fortlaufende toxische Vernichtungsbotschaften und bannende Verbote**
  Die äußerst negativen, meist implizit über das traumatisierende Handeln vermittelten Botschaften des intrusiven Täters wirken in

den Betroffenen weiter, zum Beispiel: »Du bist und bleibst für immer mein Opfer. Du wirst nur als Opfer überleben. Existiere nicht als eigene Person, sondern nur für mich.« Bei sexueller Gewalt gegen ein Kind vermittelt der Täter meist folgende Botschaften: »Du kannst dich nicht wehren, jetzt nicht und nie. Du darfst mich nicht verraten, jetzt nicht und auch später nicht. Wenn du mich verrätst, wird etwas Schlimmes mit dir passieren.«
Die vom Täter vermittelten Programme laufen im Inneren der Betroffenen bewusst und unbewusst wie in einer Dauerschleife weiter. Der Junge erhält bei den sexuellen Übergriffen des Klavierlehrers in Fallbeispiel 2 die Botschaft: »Du bist machtlos. Sei mir gehorsam.« Diese toxische Botschaft unterminiert das Selbstvertrauen des Jungen bis ins Erwachsenenleben als Manager, der sich gegenüber dominanten Kollegen und Chefs nicht wehren kann.

- **Weiterwirkende Selbstrechtfertigungen des Täters und Schuldzuweisungen durch den Täter**

Der Täter rechtfertigt und verteidigt sehr häufig direkt oder indirekt sein traumatisierendes Handeln. Er setzt damit die Betroffene ins Unrecht und gibt ihr die Schuld für sein Verhalten: »Du wolltest es selbst. Du bist selbst schuld. Du wolltest es so. Du hast es nicht anders verdient.« Diese Sätze werden zusammen mit dem Täter-Imprint akustisch abgespeichert und wirken oft ganz direkt destruktiv weiter, indem die Betroffenen diese Sätze als Stimme des Täters hören. Nicht selten übernehmen die Betroffenen, insbesondere Kinder, die Botschaften des Täters, machen sie sich zu eigen und richten sie dann im Sinne des Täters gegen sich selbst. Der missbrauchende Klavierlehrer vermittelte dem Jungen die Botschaft, dass er die sexuellen Übergriffe auch selbst will. Der Junge schließt daraus, dass er an den Übergriffen selbst schuld sei. Später hat er als Erwachsener rasch Schuldgefühle, wenn er eigene Bedürfnisse gegenüber anderen äußert.

- **Das Täter-Imprint unterbindet den Heilungswunsch der Klientinnen und blockiert eine Traumatherapie**
  Das Täter-Imprint als aktives neuronales Netzwerk unterbindet und sabotiert den Heilungswunsch der Klientinnen, weil es durch die Arbeit am Trauma getriggert wird und erneut internal retraumatisiert. So wird häufig auch die Traumatherapie selbst blockiert. Die Betroffenen erleben dies dann auch als Rache oder Strafe des Täters, oft aber erlauben sie aus Loyalität zum Täter keine Heilung. Deshalb kann es den Klientinnen trotz bester therapeutischer Absichten mit Beginn der Therapie häufig schlechter gehen, sofern der internale Täter-Komplex in diesem Fall nicht frühzeitig in seiner destruktiven Macht begrenzt und depotenziert wird (vgl. Kapitel 4). Die Klientin in Fallbeispiel 3 hat mehrere Versuche einer Therapie unternommen, die aber immer wieder an Kleinigkeiten scheiterten. Erst jetzt kann sie sehen, dass sie dabei immer wieder durch das Täter-Imprint blockiert worden war.

Die Betroffenen erleben das Täter-Imprint und den gesamten internalen Täter-Komplex als bedrohliche Gestalt, dem gegenüber sie wie in der intrusiven Traumatisierungssituation weiterhin ausgeliefert sind. Alle Versuche, das Täter-Imprint und den Innere Täter-Komplex zu vermeiden, zu verdrängen oder in der Dissoziation zu lassen, scheitern an der ständigen inneren Präsenz des Inneren Täters als mächtige Gestalt, die immer wieder getriggert wird.

2.6 Konsequenzen für die Traumatherapie bei Komplextraumata

Wir haben nun gesehen, dass das Täter-Imprint und der gesamte Täter-Komplex bei einer intrusiven, gewaltförmigen Komplextraumatisierung massiv und dauerhaft das Innere der Betroffenen besetzen, schädigen und ausbeuten. Deshalb gehört zu jeder Traumatherapie bei einer Komplextraumatisierung die Arbeit mit dem Inneren Täter unabdingbar dazu. Eine heilende Arbeit mit den Betroffenen selbst ist ohne die Bearbeitung des Täter-Imprints nicht möglich, weil dieses zum einen eine heilende Traumaarbeit blockiert und verhindert, zum anderen die Klientinnen in einer ständigen Retraumatisierung immer wieder erneut verletzt.

Aus den bis jetzt erarbeiteten Prozessen der Intrusion und des Imprintings durch einen traumatisierenden Täter ergeben sich nun für die Arbeit mit dem Täter-Imprint folgende Konsequenzen, aber auch Schwierigkeiten:

- Mit dem Täter-Imprint, das nun nicht mehr als Introjekt verstanden wird, kann man nicht verhandeln und es dadurch transformieren.
- Deshalb müssen wir die Ansätze des Depotenzierens und Distanzierens des Inneren Täters (Schmucker & Köster, 2019a; 2019b) weiterentwickeln, ohne diesen gänzlich zu vernichten oder abzuwerten. Dieses und die folgenden Punkte werden im Kapitel 4 genau beschrieben.
- Da das Täter-Imprint zunächst nicht als gesamtes oder klar umrissenes Bild vorliegt, sondern oft nur als Fragment, als undeutlicher Schatten oder als übergroße Schreckensgestalt, müssen wir zunächst das Täter-Imprint über eine distanzierte Visualisierung in ein behandelbares Bild aktualisieren und transformieren.
- Da das bei der erzwungenen Intrusion entstandene Täter-Imprint den mächtigsten Teil und destruktiven Kern des internalen Täter-Komplexes darstellt, müssen wir bevorzugt an seiner Depotenzierung arbeiten.
- Das Täter-Imprint kann ebenso wie die Intrusions-Szene dissoziiert sein. Dann müssen wir beides über die beklagte Symptomatik, wie zum Beispiel eine sexuelle Störung, und über das Körpererleben langsam und behutsam erarbeiten und in distanzierender Form auf einem Bildschirm sich abbilden lassen.
- Da der Täter im Täter-Imprint in die physischen und psychischen Systeme eingeschrieben und eingebrannt ist, müssen wir das Täter-Imprint und den internalen Täter-Komplex aus dem Trauma-Körper-Haus und Trauma-Selbst-Haus externalisieren.
- Weil das Täter-Imprint die Innenräume der Betroffenen dominiert und immer wieder retraumatisiert, müssen wir das Täter-

Imprint depotenzieren und schließlich dauerhaft, sicher und in Distanz verwahren.

- Da das Täter-Imprint und seine Intrusion auch auf der epigenetischen Ebene und auf der Ebene des Immun- und Telomersystems des Körpers eingeprägt sind, besteht die Frage, ob wir über eine Visualisierung des Täters diese Ebenen erreichen. Dafür liegen zu wenige wissenschaftliche Erkenntnisse vor, um das jetzt schon beurteilen zu können. Im Tierversuch konnte aber gezeigt werden, dass durch die Behandlung traumatisierter Tiere, zum Beispiel durch Streicheln, die Markierung auf der epigenetischen Ebene wieder rückgängig gemacht werden kann (Binder, 2020). Wir arbeiten deshalb einerseits imaginativ mit dem Täter-Imprint und andererseits sehr körpernah mit den Körperempfindungen, die vom Täter-Imprint verursacht werden.

In Kapitel 4 werden Sie die konkreten Möglichkeiten der Bearbeitung des Täter-Imprints und des internalen Täter-Komplexes kennenlernen.

KAPITEL 3

Das Trauma der Betroffenen – die Verletzung und Verwundung des Körper-Hauses und des Selbst-Hauses

Fallbeispiel 6

Traumatisierung durch Hauseinbruch und Raub

Bei der alleinstehenden 70-jährigen Frau wird, während sie auf Reisen ist, in ihrem Haus eingebrochen. Voller Entsetzen sieht sie die Zerstörung ihrer Wohnung und die aufgebrochene Terrassentür. Offensichtlich fehlen wichtige Gegenstände wie Schmuck und andere Wertsachen. Sie ist schockiert, kann nicht mehr schlafen und hat besonders in der Nacht den Eindruck, dass sich der Täter im Haus aufhält. In ihren Ängsten vermeidet sie Kellerräume und bisher wenig benutzte Bereiche des Hauses. Sie erlebt sich in ständiger Unruhe und Nervosität, immer wieder gibt es Panikattacken und sie muss häufig plötzlich scheinbar grundlos weinen.

3.1 Die evolutionsbiologisch angelegten neuropsychologischen Reaktionen des Körpers bei einer Intrusion

Was geschieht nun bei den Betroffenen bei der gewaltförmigen Intrusion durch den Täter und durch die weitere destruktive Wirkung des Täter-Imprints und des gesamten internalen Täter-Komplexes? Wie wirkt sich die destruktive Besetzung des Innenraumes der

Betroffenen aus? Auch das müssen wir mit unserem neuen Verständnis einer intrusiven Komplextraumatisierung genauer und damit neu verstehen. Dabei beschreiben wir in diesem Kapitel nun den Traumatisierungsprozess ganz aus der Perspektive der Betroffenen, nicht zuletzt auch deshalb, um deren Leid besser zu würdigen und ihnen traumatherapeutisch noch besser helfen zu können.

Nach gegenwärtigem Verständnis von gewaltförmigen Traumatisierungen (Huber, 2003, 2006, 2010; Peichl, 2007; Schauer & Elbert, 2010; Vogt, 2012, 2018; Reddemann, 2017; Zanotta, 2018; Sack, 2020) lassen sich verschiedene Prozesse beschreiben, die besonders auf der Ebene der Neurobiologie und der Körperprozesse stattfinden. Ich nenne sie hier nochmals ganz kurz in der Übersicht:

- Erfahrung von Bedrohung verbunden mit Angst- und Panikreaktionen, die von der Amygdala ausgelöst werden
- Aktivierung der Kampf- und Fluchtreaktion ebenfalls über die Amygdala und den Sympathikus
- Erleben von Ausgeliefertsein und Ohnmacht und damit Blockade der Kampf- und Fluchtreaktion
- Erleben von extremer Hilflosigkeit und Lähmung; ebenso Erleben von Einsamkeit und Bindungsverlust
- Neurobiologische Reaktionen von Freezing und Numbing als Folge des evolutionsbiologisch angelegten Totstellreflexes
- Dissoziation als Überlebensmechanismus und Fragmentierung der Traumaerinnerungen durch Blockade des Hippocampus
- Entstehung von traumatisierten, oft dissoziierten Persönlichkeitsanteilen, häufig als traumatisierte Kind-Ego-States oder als emotionale Persönlichkeitsanteile, abgekürzt EPs (Nijienhuis, 2006) bezeichnet, die direkt in der Traumatisierung entstehen
- Bildung von anscheinend normal funktionierenden Ego-States, den sogenannten ANPs (Nijienhuis, 2006), die versuchen, das Trauma im Alltag zu überleben und im Alltag zu funktionieren
- Bei schwerer Man-made-Traumatisierung auch Spaltung in verschiedene traumatisierte und dann dissoziierte Persönlichkeitsanteile, die verschiedene Aspekte des Traumas in sich tragen (Huber 2010a, 2011)

- Introjektion des Täters als Überlebensmechanismus und Bildung eines Täter-Introjektes, das internal destruktiv weiterwirkt
- Entstehung von täterloyalen und täterimitierenden Persönlichkeitsanteilen

Diese Beschreibung und das zurzeit gängige Verständnis einer gewaltförmigen Traumatisierung nimmt vor allem die neuro- und evolutionsbiologischen Reaktionen in den Blick, die sich dann entsprechend destruktiv auf die Betroffenen auswirken. Hier steht die neurobiologische Reaktion im Zentrum der Traumapsychologie und damit der Traumatherapie. Dies ist ganz sicher ein wesentlicher Schlüssel für das Verständnis von gewaltförmigen, intrusiven Komplextraumatisierungen.

Ich will diese Sichtweise nun erweitern, indem ich zunächst die Auswirkungen der Intrusion des Täters auf den Körper und die Person genauer beschreibe. Dabei möchte ich für die Betroffenen das Trauma als schmerzhafte Verletzungs- und Zerstörungserfahrung in das Zentrum stellen. Ich verstehe eine intrusive Komplextraumatisierung durch einen Täter als Verletzung der sensiblen Innenräume eines Kindes, Jugendlichen oder erwachsenen Menschen.

> Bei einer intrusiven gewaltförmigen Traumatisierung reagiert der Organismus der Betroffenen mit den evolutionsbiologisch angelegten neurophysiologischen Reaktionen wie beispielsweise mit Panik und Dissoziation. Dies ist eine Reaktion einerseits auf die gewalttätige Intrusion des Täters, andererseits auf die vom Täter zugefügten Verletzungen und Verwundungen im Körper und in der Person der Betroffenen.

3.2 Die psychischen und physischen Innenräume des Menschen

Fallbeispiel 7

Sexuelle und körperliche Gewalt durch eine Jugendgang

Der 14-jährige Junge wird von einer Gruppe junger Männer auf seinem Nachhauseweg festgehalten, bespuckt und getreten. Schließlich erzwingt der Anführer der Gruppe einen Zungenkuss, während die umstehenden Gruppenmitglieder höhnisch johlen. Der Junge wird von Ekel und ungeheuer Scham überflutet. Er ballt die Fäuste und versucht, nicht zu weinen. Als dennoch Tränen über seine Wangen fließen, wird er erneut ausgelacht. Dann wird er von der Gruppe einen steilen Abhang hinabgestoßen, wo er dann benommen und vom Sturz verletzt liegen bleibt. Er wird von einem Spaziergänger gefunden und nach Hause gebracht.

Bevor eine gewaltförmige Intrusion eintritt, leben wir in einer weitgehenden Integrität und Autonomie unserer eigenen Person. Kinder und Jugendliche leben dies entsprechend ihrem entwicklungspsychologischen Stand. Mit einer Traumatisierung wird dieser Raum unserer Person und Individualität grundlegend verändert, weil er durch die gewaltförmige Intrusion des Täters verletzt und verwundet wird. Im obigen Fallbeispiel 7 dringen der Anführer und die Jugendgang auf verschiedene Weise in die Person und in den Körper des 14-jährigen Jungen ein, zum Beispiel über den Zungenkuss, über das Auslachen, das Beschämen und schließlich mit den körperlichen Verletzungen beim Sturz des Jungen.

Das Eindringen wird von den Betroffenen physiologisch und psychologisch als Verletzung und Einbruch in die Innenräume des Körpers und der Person erlebt, die für die eigene Identität und die körperliche und psychische Unversehrtheit lebenswichtig sind. Die verschiedenen Innenräume lassen sich nicht scharf voneinander trennen, sondern überschneiden sich und interagieren miteinander. Mit der folgenden Beschreibung der psychischen und physiologischen Innenräume, die dann in der intrusiven Traumatisierung verletzt und verwundet werden, können wir sehr genau einschätzen und verstehen, wie stark, wie tief und wie destruktiv die Betroffenen in welchen Bereichen ihres Körpers und ihrer Person verletzt und verwundet sind. Von hier aus lassen sich auch die verschiedenen Folgesymptome bei den Klientinnen und deren Schweregrad verstehen. Das Ausmaß und die Schwere der Folgesymptomatik werden auch von der Resilienz der Betroffenen mitbestimmt. Letztere kann den Betroffenen helfen, mit den ihnen zugefügten Verletzungen bewältigungsorientiert umzugehen und sich den Traumawunden schon versorgend zuzuwenden. Auch die dann noch funktionierenden Heilungskräfte des Unbewussten und des Organismus können unbewusst an der Linderung der Traumawunden arbeiten. Dennoch sind auch in diesen Fällen die Traumawunden und die Traumafolgen in aller Regel so massiv, dass eine Traumatherapie zu empfehlen ist.

3.2.1 Individueller Nah- und Eigenraum im psychosozialen Kontext

Wir besitzen ein natürliches Gefühl für einen sozial als richtig erlebten Abstand zu anderen. Dieser gefühlte und körperlich erlebbare Abstand, meist ein Abstand von etwa sechzig Zentimetern bis zu einem Meter zu anderen, definiert unseren psychosozialen Eigenraum, der uns wie eine unsichtbare Schutzhülle umgibt. In diesen psychosozialen Eigenraum lassen wir andere Menschen nur mit unserer meist nonverbal signalisierten Zustimmung, wie zum Beispiel bei der Umarmung von Freunden, eintreten. Wird diese erste Grenze unserer Person, symbolisch gesprochen der Vorgarten unserer Person, überschritten, fühlen wir uns unwohl und versuchen, wieder eine für uns angemessene Distanz herzustellen.

3.2.2 Körpergrenzen als Umhüllung durch die Haut

Unsere Person und unser Körper werden von der Haut als unserem Grenzorgan gänzlich umhüllt (Anzieu, 1996; Morrison et al., 2010). Die Haut als uns schützende und zugleich durchlässige und verletzbare Grenze wird bei einer intrusiven, gewaltförmigen Traumatisierung überschritten und verletzt. Die Haut hat die Außenseite als Schutz- und Abgrenzungsorgan und als Berührungs- und Kontaktfläche. Die Innenseite stellt als Kommunikationsorgan die Verbindung zum Innenraum des Körpers her. Die Haut als Kontaktorgan für verbindende, nahe und zärtliche Berührungen wird beispielsweise in einer sexuellen Traumatisierung auf intrusive Weise missachtet, stimuliert oder missbraucht, wie das bei der Vergewaltigung in Fallbeispiel 1 sichtbar ist.

Zugleich ist die Haut, insbesondere die Schleimhaut, verletzlich und gefährdet. An ihr und auf ihr entstehen die sichtbaren Verletzungen und Verwundungen der intrusiven Traumatisierung, die zeigen, dass die Schutzgrenze der Haut von einem fremden und gefährlichen Akteur durchbrochen und verletzt wurde.

3.2.3 Das Ich als Raum unserer Autonomie und Selbstbestimmung

In und mit unserem Ich steuern wir uns selbst, definieren uns ganz bewusst als eigenständige Person und stellen dadurch unsere Unabhängigkeit gegenüber anderen her. Hier zeigt sich unsere Person in unserem Willen, in unserer Fähigkeit zur Selbststeuerung und zur Selbstbestimmung. Das Ich schützt sich mit seinen verschiedenen Abwehrmechanismen, wie zum Beispiel mit der Vermeidung nach außen gegenüber Angst auslösenden Situationen, mit der Verdrängung nach innen gegenüber internalen Konflikten. Durch die gewaltförmige Intrusion werden die hilfreichen Abwehrmechanismen vom Täter übergangen und die Betroffenen verlieren diese zentralen Fähigkeiten des Ichs. Sie erleben in der Hilflosigkeit und Ohnmacht einer Traumatisierung die Lähmung, Einschränkung und Überwältigung ihres Ichs. Die Gang raubt dem 14-jährigen Jungen im obigen Fallbeispiel 7 jegliche Steuerungs- und Gestaltungsmöglichkeiten in der Traumatisierungssituation.

3.2.4 Raum der Selbstwahrnehmung und des Selbstwertgefühles

Über das Ich hinausgehend erleben und beschreiben wir uns in der Beziehung zu uns selbst. In dieser Selbstwahrnehmung erleben wir uns als umfassende Einheit und Ganzheit, die über die bewusste Wahrnehmung hinausgeht. Wesentliche Bereiche des Selbsterlebens sind unser Selbstbild, unser Selbstvertrauen und unser Selbstwertgefühl. Unser Selbst umfasst auch die bewusste und unbewusste Bezugnahme auf unsere biografische Vergangenheit und den Raum unserer auf die Zukunft gerichteten Wünsche und Sehnsüchte. Mit einer in das Selbst eindringenden Traumatisierung werden unserer Selbstbezug und das umfassende Selbstgefühl der Ganzheit und Einheit gestört, oft auch zerstört, wie es an der durch eine intrusive Traumatisierung bedingten Folgesymptomatik der Borderline-Störung (Bohus, 2019) oder einer Dissoziativen Identitätsstörung (DIS) (Huber, 2010, 2011) besonders deutlich zu sehen ist.

3.2.5 Körperinnenraum als psychophysiologischer Raum

Im und über den Körper werden das Ich und das eigene Selbst sowie alle zentralen Bedürfnisse und Lebensfunktionen erlebt. In unserem Körpergefühl, in unserem Körperbild und in unserer Beziehung zu unserem Körper erleben wir uns als in uns sicher, gegründet und gehalten. Die körperliche Unversehrtheit und die Abwesenheit von Krankheit bilden die Grundlage unseres Wohlbefindens, unseres Empfindens von Gesundheit und körperlicher Integrität. All dies ist durch eine intrusive Traumatisierung gefährdet und verletzt, zumal fast alle intrusiven, gewaltförmigen Traumatisierungen durch einen Täter direkt auf den Körper zielen und an und über den Körper stattfinden. Die in Fallbeispiel 1 vergewaltigte Klientin fühlt sich in ihrem Körper- und Selbsterleben massiv gestört und erlebt die Schmerzen im Bauch- und Beckenraum als Erfahrung von Kranksein.

3.2.6 Raum der Bedürfnisse, Wünsche und Sehnsüchte

Im Raum unserer Grundbedürfnisse, aus denen sich dann die Lebenswünsche und Sehnsüchte ableiten, treffen sich der Körper als psychophysische Einheit, das Ich als Steuerungseinheit und das Selbst als Gesamteinheit unserer Person. Schwere Traumatisierungen verneinen, verletzen, stören und zerstören die Bedürfnisse zum Beispiel nach körperlicher und psychischer Integrität, nach körperlich gespürtem Wohlbefinden, nach sicherer Nähe und nach empathischer Bindung massiv. Die Betroffenen können dann häufig keine Bedürfnisse mehr äußern und versuchen ihre blockierten Bedürfnisse auf destruktive Weise zu aktualisieren. Der vom Klavierlehrer missbrauchte Junge musste sich ganz auf die sexuellen Bedürfnisse des Klavierlehrers einlassen. Seine eigenen Bedürfnisse als Kind nach Nähe, Bindung und Wohlbefinden wurden derart missachtet, dass er sich diese Bedürfnisse selbst verbot und sie abwertete.

3.2.7 Intimraum und Raum der eigenen Sexualität und Geschlechtsidentität

Der Raum unserer Geschlechtsidentität und unserer Sexualität stellt einen ganz eigenen zentralen Innenraum unserer psychophysischen Ganzheit dar, der besonders bei sexualisierter und sexueller Gewalt massiv gestört und zerstört wird (Büttner, 2021). Hier definieren wir uns als weiblich, männlich oder divers, um dann von Kindheit an unsere Bedürfnisse nach zärtlicher Berührung, nach erotischer Stimulation, sexueller Lust und Ekstase in der Beziehung zu einem Gegenüber zu leben und zu erfüllen. Die sexuelle Gewalt des Schwimmlehrers in Fallbeispiel 4 an der 13-Jährigen stört und zerstört die sexuelle Entwicklung derselben und blockiert lebenslang ihre Sexualität.

3.2.8 Raum der Identität und Einzigartigkeit

In diesem Raum erleben wir uns mit uns selbst identisch, übereinstimmend als einzigartig in unserer Individualität, in der wir uns als Mensch von anderen Menschen unterscheiden und die uns zu einem einzigartigen Individuum macht. Eine intrusive Komplextraumatisierung raubt die Identität der Betroffenen, weil der Täter sie für seine Zwecke objektiviert und missbraucht. Er ist nicht an deren individueller Person, sondern nur an deren Funktion für die Befriedigung seiner Bedürfnisse interessiert. Die Individualität der Betroffenen ist für den Täter eher hinderlich. Deshalb zerstört er teils bewusst, teils unbewusst die Identität der Betroffenen. Das wird in Fallbeispiel 1 erschreckend deutlich, in dem der Täter die Klientin betäubt, sie damit als lebendige und individuelle Person ausschaltet und ihren Körper als Objekt ausbeutet.

3.2.9 Personaler Raum der Identität und der Würde

Die Würde lässt sich schwer beschreiben und definieren (Reddemann, 2016). Meist wird sie uns erst bewusst, wenn wir unserer Würde bei einer intrusiven Traumatisierung beraubt werden. Die Würde, rechtsphilosophisch als Menschenwürde beschrieben, zeichnet uns als Mensch zusammen mit anderen in unserem Menschsein aus. In der von der demokratischen Verfassung zugesicherten Würde erleben wir uns als Mensch mit allen anderen Menschen gleichwertig. Wir sind mit für alle gültigen fundamentalen Menschenrechten, wie Freiheit, Selbstbestimmung, Unversehrtheit von Leib, Leben und auch der Wohnung, ausgestattet. Konkret umgesetzt wird Würde erlebt, wenn ein Mensch aufrecht, mit erhobenem Haupt dasteht und mit offenem Blick sich selbst als Mensch unter Menschen mit derselben Würde erlebt. Diese konkret erlebte Würde gilt auch für einen kranken oder gebrechlichen Menschen, weil er teilhat hat den genannten unveräußerlichen Menschenrechten. Entwürdigung findet fast bei jeder intrusiven Traumatisierung statt, weil die Betroffene dabei so beschämt, entwertet oder verletzt wird, dass sie der ihr zustehenden Menschenrechte beraubt wird. Das wird am obigen Beispiel sehr deutlich, bei dem der Junge von der Gruppe verlacht, verhöhnt, beschämt und bespuckt wird. Hier verletzt die Erniedrigung des Jungen dessen Würde, die sich im aufrechten Gang zeigen will.

3.2.10 Raum der Überlebensfunktionen

Die psychisch und physiologisch fundamentalste Ebene des Menschen ist der Raum unserer Überlebensfunktionen, die unser physiologisches und psychisches Leben und Überleben ermöglichen. Bei einer intrusiven Traumatisierung erleben die Betroffenen häufig, dass der Täter auch in diesen Raum eindringt und sie in ihrem Überleben und damit in ihrem Leben bedroht. Je tiefer der Täter eindringt, umso lebensbedrohlicher wird eine gewaltförmige Traumatisierung. Insbesondere wird bei einem Überfall, bei einer Vergewaltigung oder bei einer Todesandrohung mit Waffe der Raum der Überlebensfunktion erreicht. Der Junge im Fallbeispiel 7 erlebt Todesangst, als die Gruppe ansetzt, ihn den Abhang hinabzustürzen. Hier setzen dann bei einer intrusiven Traumatisierung, die als Todesdrohung erlebt wird, die eingangs beschriebenen neuropsychologischen Reaktionen wie Freezing, Numbing und Dissoziation ein, um das nackte Überleben zu ermöglichen.

In diese hier beschriebenen Innenräume hinein wollen sich Menschen entfalten, sie von innen her autonom gestalten und als Eigenes erleben, das nur ihnen gehört und sie als besondere Person und als einmaliges Individuum ausmacht. Zugleich sind Menschen in ihren Innenräumen verletzlich und verwundbar. Deshalb regulieren sie selbstbestimmt und selbstbewusst den Zu- und Eintritt zu diesen Räumen.

> Die psychophysiologischen Innenräume eines Menschen konstituieren dessen Person- und Körper-Sein. Zugleich sind die Innenräume einer Person in ihrem Körper die Orte der Verletzungen und Verwundungen durch einen intrusiven Täter.

3.3 Das Trauma-Körper-Haus und das Trauma-Selbst-Haus

Der Täter dringt bei der intrusiven Traumatisierung in die eben beschriebenen Innenräume einer Betroffenen ein und bedroht deren Individualität, Einzigartigkeit, Integrität und Würde, so, als würde jemand in ein Haus einbrechen, eindringen und die Innenräume beschädigen. Dies wird im Fallbeispiel 6 mit dem Hauseinbruch und Raub auch konkret und zugleich symbolisch sichtbar.

Ich greife deshalb hier das uralte Symbol und die Metapher des Hauses (ähnlich Klees, 2018) auf, um das Gesamt der physischen und psychischen Innenräume einer Person zu beschreiben und später therapeutisch mit ihnen zu arbeiten.

3.3.1 Das Körper-Haus als psychophysische Basis und das Trauma-Körper-Haus

Da unser Ich und unser Selbst ganz auf der Basis unseres Körpers und auf einem ganzheitlichen, integrierten Körpererleben ruhen, sind der Körper und der Körperinnenraum zentrales Medium unserer Person (Fruth, 2021). Wir erleben den Körper von innen her, wir sind im Körper und sind dabei ganz Körper. Zugleich können wir einen Körper haben und als Gegenüber eine Beziehung zu ihm aufbauen. Beide Erfahrungsweisen – Körper-Sein und Körper-Haben – sind wichtig für unser Körpererleben als psychophysische Basis unserer selbst. Wir können den Körper selbst als bewohnten Organismus, also als »Körper-Haus« verstehen und symbolisieren. Der Körper als Körper-Haus hat verschiedene bewohnte funktionale Innenräume. Diese sind die konkreten und zugleich symbolisch zu verstehenden Organräume wie der Kopf als Raum der Reflexion, das Herz als Raum der Liebe, der Lungenraum als Atemraum der inneren Freiheit, die Leibmitte als spürbares Körperzentrum, der Becken- und Genitalbereich als Raum unserer Lebensenergie und Lebenslust, die Beine und Hände als Instrumente von Bewegung und Handlung.

Bei den allermeisten intrusiven Komplextraumatisierungen dringt der Täter in den Körper konkret physiologisch wie bei einer Vergewaltigung und einem sexuellen Übergriff, aber auch psychologisch ins Körpererleben ein. Damit wird aus dem geschützten und integrierten Körper nun ein verletzter und verwundeter Körper, also ein Trauma-Körper-Haus (Klees, 2018).

3.3.2 Das Selbst-Haus als psychische Ganzheit und das Trauma-Selbst-Haus

Der Begriff des »Selbst-Hauses« beschreibt die integrierte, gut abgegrenzte Person eines Menschen, die ihn in seinem Selbst-Sein definiert, ausmacht und erleben lässt. Das Haus als Symbol steht für die Person in ihrem ganzheitlichen Selbsterleben, in ihrer Einzigartigkeit, Individualität und Würde (Funke, 2006) und umfasst bewusste und unbewusste Bereiche. Zugleich erleben sich Menschen auch als Bewohner dieses Selbst-Hauses und seiner verschiedenen Räume als Innenräume der Person, wie beispielsweise das Schlafzimmer als Raum der Intimität, Sexualität und Erholung, die Küche als Raum der Versorgung oder der Keller als Raum des Unbewussten.

Das Trauma-Selbst-Haus ist der vom Eindringen des Täters bedrohte, verletzte und oft auch zerstörte Raum der Persönlichkeit (Klees, 2018). Dieses Symbol wird für die traumatherapeutische Arbeit von zentraler und äußerst hilfreicher Bedeutung sein.

Nicht selten finden oder bevorzugen Klientinnen andere Bilder für das Selbst-Haus. Diese werden aufgegriffen und ebenfalls für die Arbeit genutzt. So wird häufig das Symbol des Inneren Gartens (Huber, 2010b), einer Insel oder Landschaft gewählt, um sich selbst und das eigene Selbsterleben zu beschreiben. Einzelne Bereiche des Gartens oder der Landschaft wie Täler, Flüsse oder Berge stehen dann für bestimmte Persönlichkeitsaspekte.

Wenn Menschen, insbesondere Männer, ein eher technisches Bild für sich und ihr integriertes Selbst wählen, dann können wir das Gehirn als Schalt- oder Steuerzentrale (Fruth, 2021) verstehen, bei dem es verschiedene Funktionsräume gibt. Je nach Vorwissen und Interesse können wir hier die Struktur des Gehirns und die Funktion einzelner Bereiche wie die der Amygdala oder des Hippocampus erklären und metaphorisch beschreiben.

Eine gewaltförmige Traumatisierung hinterlässt ein Trauma im Körper-Haus und Selbst-Haus der Betroffenen. Damit werden diese zu einem Trauma-Körper-Haus und zu einem Trauma-Selbst-Haus, in denen die Traumatisierung als massive und multiple Verletzung und Verwundung, oft auch Zerstörung stattfindet.

3.3.3 Eingangsdiagnostik der beklagten Symptomatik und der intrusiven Traumatisierung

Fallbeispiel 8

Präverbale sexuelle Gewalt durch älteren Bruder

Die 23-jährige Klientin erlebt in der Sexualität mit ihrem neuen Partner intensive Gefühle des Ekels. Sie steigt dann innerlich aus der Sexualität und aus ihrem Körper aus, der sich im Beckenbereich verhärtet und den sie dann als abgekühlt erlebt. Auf das behutsame Nachfragen, ob sie sexuelle Übergriffe in Kindheit oder Jugend erlebt habe, verneint sie das. Erst nach der Stabilisierungsarbeit wird allmählich deutlich, dass ihr zehn Jahre älterer Bruder sie vermutlich schon mit drei oder vier Jahren sexuell missbraucht hat. Mit weiteren Recherchen wird diese Hypothese zunehmend sicherer.

Dieses Beispiel zeigt, dass wir eine behutsame und zugleich klärende Diagnostik brauchen, damit wir die Hintergründe einer beklagten Symptomatik, hier besonders die Ekelgefühle in der Sexualität, verstehen und auf eine mögliche Komplextraumatisierung zurückführen können. Wir beginnen also die hier beschriebene Traumatherapie von Komplextraumata mit einer ersten Diagnostik, zu der folgende Elemente gehören:

- **Therapieanlass und Therapieanliegen**
  Wir besprechen mit der Klientin den Anlass und die Gründe für das Aufsuchen der Psychotherapie und ihre Wünsche im Blick auf das Leiden und die beklagte Symptomatik. Wie etwa im Fall-

beispiel 1 greifen wir massive körperlich vermittelte sexuelle Störungen und Schmerzen, z. B. im Becken- und Bauchbereich, einfühlsam auf. Wir zeigen Verständnis für den Wunsch, die beklagte Symptomatik zu verändern.

- **Diagnostik der beklagten Symptomatik und der Traumafolgestörung**
  Klientinnen kommen meist mit einer konkreten Symptomatik wie massiven Beziehungsstörungen, depressiven Symptomen, massiven Schmerzsyndromen, Essstörungen oder wie im Fallbeispiel 1 mit einer sexuellen Störung. Wir klären mit üblichen diagnostischen Fragen die Entstehung, Dauer und Schwere der Symptomatik ab (Sack et al., 2018; Sack, 2020). In aller Regel lässt sich aus der Beschreibung der Symptomatik auch die Schwere und Art der zu Grunde liegenden intrusiven Traumatisierung erschließen (Kachler, 2021). So sind massive sexuelle Störungen bei Frauen häufig auf eine aktuelle oder eine in der Kindheit zurückliegende Traumatisierung durch sexuelle Gewalt zurückzuführen. Beziehungsstörungen vom Borderline-Typus gehen häufig auf eine lange sequentielle Traumatisierung in der Kindheit besonders auch im Bindungsbereich zurück.

- **Klärung einer möglichen Traumatisierung**
  Inzwischen kommen viele Klientinnen schon mit der begründeten Vermutung einer, meist in der Kindheit oder Jugend zurückliegenden, komplexen Traumatisierung, sodass diese unmittelbar und direkt zum Thema der Psychotherapie und einer ersten Diagnostik wird. Immer mehr Klientinnen kommen auch mit einer in jüngster Zeit erfolgten Traumatisierung wie der Gewalt in intimen, toxischen Beziehungen. Dabei gibt es dann die spezifischen Symptome einer PTBS, aber meist noch keine ausgeprägten Symptome wie eine Essstörung. Hier wird dann direkt an der zeitlich nah zurückliegenden intrusiven Traumatisierung gearbeitet.
  Liegt die mögliche Traumatisierung in der Kindheit oder Jugendzeit, werden die vorhandenen, meist zunächst fragmentiert vorliegenden Erinnerungen einer möglichen Traumatisierung behut-

sam eruiert. Dabei achten wir darauf, dass die Klientinnen die Vorgänge faktisch schildern, ohne die Emotionen von damals zu aktivieren.

- **Stabilisierung vor weiteren diagnostischen Befragungen**
  Meist ist es sinnvoll, schon im ersten Gespräch eine erste einfache stabilisierende Methode wie eine Grounding-Übung einzuführen. Auch vor der Fortsetzung der nun folgenden diagnostischen Fragen und zwischen diesen Fragen muss unbedingt an der Stabilisierung (vgl. unten Kapitel 3.4.6 und 3.5.3) gearbeitet werden. Es gilt die Regel: Vor weitergehender Diagnostik muss stabilisiert werden.

- **Diagnostik der Reaktionen des Trauma-Körper-Hauses**
  Wir befragen die Klientin behutsam, welche Traumareaktionen im Körper wie Freezing, Numbing, dissoziative Reaktionen, Flashbacks, Alpträume und welcher Hyper- oder Hypoarousal jetzt als Folge der zurückliegenden Traumatisierung erlebt werden. Wir verbinden das aktuelle Erleben mit den Erfahrungen bei der intrusiven Traumatisierung und erklären psychoedukativ die entsprechenden Zusammenhänge.

- **Diagnostik der Störungen und Verletzungen im Trauma-Körper-Haus über eine Body-Map**
  Wir fragen, in welchen Bereichen des Trauma-Körper-Hauses körperliche Beeinträchtigungen wie Fühlstörungen oder Aversionen bei Berührungen vorkommen. Hier ist die Methode der Body-Map sehr hilfreich (Paschinger & Büttner, 2021). Wir legen der Klientin gezeichnete Körperumrisse in der Vorder- und Rückansicht vor und bitten sie, ihre Körperbeschwerden mit unterschiedlichen Farben einzuzeichnen. Hier werden Körperregionen von Verspannung, von Empfindungsstörungen und Berührungsaversionen, aber auch Körperregionen des Wohlbefindens eingetragen. Für die verschiedenen Traumaschmerzen, Verwundungen und Verletzungen lassen wir in einer späteren Sitzung eine eigene Body-Map erstellen.

- **Diagnostik der Destruktionen im Trauma-Selbst-Haus**
  Wir klären einfühlsam, ohne dabei Emotionen zu aktivieren, welche Destruktionen im Bereich des Selbstwertes, des Selbstbildes und des Selbsterlebens durch die intrusive Traumatisierung in der Folge entstanden sind. Wir prüfen, welche psychischen Innenräume wie das Selbstwertgefühl oder das Selbstvertrauen der Betroffenen durch die Traumatisierung verletzt und verwundet wurden. Hier bitten wir die Klientin, ein Haus im Aufriss zu zeichnen, in das dann die Traumafolgen in ihrem Selbsterleben symbolisch in die verschiedenen Wohnräume des Selbst eingezeichnet werden.

- **Diagnostik von präverbalen oder gänzlich dissoziierten Traumatisierungen**
  Wie im obigen Fallbeispiel 8 gibt es präverbale, also vor dem vierten Lebensjahr stattfindende oder gänzlich dissoziierte schwerste Traumaerfahrungen, die visuell nicht erinnert und deshalb auch nicht verbalisiert werden können (Zanotta, 2018). Die Art und die Schwere der Traumasymptome auf der Körperebene weisen dann meist recht eindeutig auf eine solche frühe oder dissoziierte Traumatisierung hin, die im Körpergedächtnis und im Trauma-Körper-Haus gespeichert ist. Hier kann erst nach der Stabilisierung über die Körperreaktionen im Trauma-Körper-Haus eine frühe oder gänzlich dissoziierte Traumatisierung behutsam erschlossen und vorsichtig zugänglich gemacht werden (vgl. Kap. 4.4.3 und 5.1.1).

- **Behandlungsangebot und vorläufiger Arbeitsvertrag**
  Sofern wir mit der von der Klientin eingebrachten Symptomatik der Traumafolgestörung und der zu vermutenden oder schon sichtbaren Komplextraumatisierung therapeutisch arbeiten wollen und können, bieten wir der Klientin eine langfristig angelegte Psychotherapie an. Wir erläutern in einer Übersicht den Ablauf und die Abschnitte der Therapie (Kapitel 4 und 5), wichtige Methoden wie die Täter-Depotenzierung und die theoretischen Hintergründe unserer Therapie von intrusiven Komplextraumata.

Wenn uns die Klientin den Auftrag zu der hier vorgestellten Traumatherapie gibt, vereinbaren wir mit ihr die äußeren Rahmenbedingungen der Zusammenarbeit, wie die Finanzierung der Therapie, Sitzungsdauer und -intervalle und anderes.

Wir achten in den ersten diagnostischen Gesprächen sehr darauf, dass wir bei einer zwar empathischen Beschreibung der geschilderten Symptome der Traumafolgestörungen und der erlebten Traumatisierung bleiben, aber dabei die Gefühle und das Körpererleben nicht intensivieren. Ebenso gehen wir in den ersten diagnostischen Gesprächen nicht näher auf den Täter und die Täter-Intrusion ein. Beschreibungen des Täters und des Täterhandelns lassen wir so stehen und betonen, dass die Verantwortung für die Traumatisierung ganz beim Täter liegt, und stellen dann die Bearbeitung des Täter-Imprints in Aussicht. Erst nach der Stabilisierungsarbeit beschäftigen wir uns näher mit dem Täter-Imprint, der Täter-Intrusion und dem internalen Täter-Komplex (Kapitel 4).

3.3.4 Körper- und Selbst-Symbole als therapeutische Metaphern und stabilisierende Ressourcen

Im Rahmen der Diagnostik und der ersten Gespräche führen wir die Grundsymbole von Körper-Haus und Selbst-Haus beziehungsweise Trauma-Körper-Haus und Trauma-Selbst-Haus als zentrale therapeutisch hilfreiche Metaphern ein:

- **Trauma-Körper-Haus und Trauma-Selbst-Haus als Symbole einführen**
  Wir fragen die Klientin, wie sie sich selbst und ihren Körper bildlich und symbolisch beschreiben möchte. Häufig tauchen hier die beschriebenen Symbole des Hauses, der Landschaft oder des Gartens auf, die wir dann als Körper-Haus oder Selbst-Haus, gegebenenfalls als Körper-Landschaft oder Garten des Selbst bezeichnen. Wir können diese Symbole auch aktiv als Möglichkeit der Selbstbeschreibung anbieten. In aller Regel werden diese Bilder als stimmiger und hilfreicher Ausdruck des eigenen Körper- und Selbst-

erlebens empfunden, weil sie archetypische Bilder und damit Ressourcen aus dem Unbewussten darstellen.

Wir fragen in einem zweiten Schritt behutsam nach, wie das Körper-Haus und Selbst-Haus durch die intrusive Traumatisierung verletzt und beschädigt ist. Wir bleiben ganz auf der Beschreibungsebene und führen dann die Metapher des Trauma-Körper-Hauses und des Trauma-Selbst-Hauses ein.

Haben Klientinnen keinen Zugang zu den angebotenen Bildern und Metaphern des Hauses, des Gartens oder der Landschaft, wird dies selbstverständlich akzeptiert. Wir arbeiten dann im weiteren Therapieprozess unmittelbar und direkt mit dem traumatisierten Körper und dem verletzten Selbsterleben.

- **Blick von außen auf das Trauma-Körper-Haus und das Trauma-Selbst-Haus**
  Wir lassen die Klientin in einem weiteren Schritt von außen auf ihr Trauma-Körper-Haus blicken, um mit einem zunächst distanzierten Blick auf die betroffenen Körperregionen, auf die Körpergestalt und die erlebten Verwundungen und Verletzungen zu schauen. Dann bieten wir die oben beschriebene Arbeit mit verschiedenen Body-Maps für das Trauma-Körper-Haus an. Ebenso bitten wir die Klientin, von außen auf ihr Trauma-Selbst-Haus zu schauen, dieses im Aufriss zu zeichnen und die möglichen Traumafolgen im Bereich des Selbsterlebens einzutragen.

- **Gewünschtes oder ideales Körper-Haus und Selbst-Haus als Ressource**
  Wir fragen die Klientin nach ihrem Wunsch-Körper-Haus und Wunsch-Selbst-Haus und lassen dann dieses in der Imagination entstehen. Das Wunsch-Körper-Haus und das Wunsch-Selbst-Haus wurde manchmal schon vor der Traumatisierung erlebt, aber nicht selten wird es als noch nie erlebtes Sehnsuchtshaus gewünscht. Hier wird zunächst meist Trauer erlebt, weil dieses Wunschhaus so lange nicht erlebt wurde oder nach einer schweren Traumatisierung zunächst unerreichbar erscheint. Wir nutzen die Sehnsucht nach solch einem idealen Wunsch-Körper-Haus

und Wunsch-Selbst-Haus, um die Arbeits- und Heilungsenergien der Klientin zu aktivieren.

Diese erste diagnostische Phase wird dann mit der Stabilisierungsarbeit fortgesetzt. Dabei werden das Trauma-Körper-Haus und das Trauma-Selbst-Haus mit den jeweiligen Traumafolgen versorgt und stabilisiert, um dann in Kapitel 4 den Prozess mit der Depotenzierung und Distanzierung des Täter-Imprints und des Inneren Täters weiterzuführen.

Therapiedialog
Einführung der Metapher von Trauma-Körper-Haus und Trauma-Selbst-Haus

Dieser und die weiteren Therapiedialoge zeigen die konkrete Umsetzung der beschriebenen Interventionen in der Therapiesituation samt den zentralen, wörtlich formulierten Interventionen, die modellhaft das Vorgehen beschreiben.

Therapeut: Wir haben in den letzten drei Sitzungen besprochen, was Sie infolge Ihrer Traumatisierung als Kind erlebt haben. Ich möchte Sie nun zu einem wichtigen nächsten Schritt einladen. Ist das in Ordnung für Sie?

Klientin *nickt.*

Therapeut: Es hat sich für die Therapie als hilfreich erwiesen, Bilder für unser Erleben in unserem Körper und mit uns selbst zu nutzen. Dabei bietet sich das Bild des Hauses sehr an.

Klientin: Sie meinen ein Haus für mich?

Therapeut: Ja, wenn Sie so wollen, ein Körper-Haus für Ihre körperliche Erfahrung und ein Selbst-Haus für Ihre Person.

Klientin: Soll ich mir das jetzt vorstellen?

Therapeut: Gerne. Sie können die Augen schließen und ein Bild eines Hauses, vielleicht auch einer Landschaft, für sich und Ihren Körper aufsteigen lassen.

Klientin *schließt Augen und sagt dann:* Ja, das ist ein ganz schiefes Haus, das auch zerstört aussieht.

Therapeut: Ja, hier sind die Folgen der Traumatisierung für Ihre Person sichtbar, sozusagen ein Trauma-Selbst-Haus.

Klientin *öffnet Augen und schaut fragend.*

Therapeut: Ja, daran werden wir so arbeiten, dass es wieder Ihr ganz eigenes und schönes Haus wird. Wir werden den Täter aus diesem Haus vertreiben, das Haus renovieren und die Zimmer wieder einrichten. Wäre das in Ihrem Sinn?

Klientin *kommen Tränen in die Augen:* Ja, das wäre gut.

Therapeut: Genauso würden wir mit dem Körper und den Räumen in Ihrem Körper arbeiten, sodass Sie sich in Ihrem Körper, wir könnten Körper-Haus sagen, wieder ganz wohl und gesund fühlen können.

Danach bitten wir die Klientin, ihr vom Trauma beschädigtes Selbst-Haus im Aufriss mit den verschiedenen Innenräumen des Hauses zu zeichnen und besprechen dieses Bild mit ihr. In der nächsten Sitzung bieten wir die Arbeit mit der Body-Map als Konkretion des Trauma-Körper-Hauses an.

3.4 Der Einbruch in das Körper-Haus – die Entstehung des Trauma-Körper-Hauses

Die Verletzungen und die Verwundungen durch die Intrusion und Innenbesetzung durch einen traumatisierenden Täter betreffen bei Komplextraumata den körperlichen und psychischen Raum, also das Körper-Haus und das Selbst-Haus gleichermaßen.

Ich will in der Beschreibung der Verletzungen und Verwundungen durch die Intrusion beim Körper-Haus beginnen, weil viele Erfahrungen bei einer Komplextraumatisierung zunächst schnell, unwillkürlich und größtenteils auch unbewusst physiologisch über den Körper vermittelt und im Körper erlebt werden (Peichl, 2007; Zanotta, 2018).

Bei präverbaler Traumatisierung, meist bis zum vierten Lebensjahr der Betroffenen wie in Fallbeispiel 8, gibt es keine visuellen Erinnerungen. Deshalb ist der Zugang über das Trauma-Körper-Haus häufig die einzige Möglichkeit, an das Trauma heranzukommen und es zu bearbeiten (Zanotta, 2018). Dasselbe gilt auch bei dissoziierten Traumaerinnerungen, die zunächst nur über das Körpergedächtnis und -wissen repräsentiert, gespeichert und deshalb meist nur intuitiv geahnt werden.

Eine intrusive Traumatisierung ist immer auch eine psychische Verletzung, die aber immer am und über den Körper erlebt wird. Häufig ist sie aber auch eine konkret-physiologische Körperverletzung wie bei körperlicher Gewalt mit Schlägen gegen ein Kind, bei der Vergewaltigung oder bei der Folter.

Bei intrusiven Traumatisierungen an Kindern und Jugendlichen sind die beschriebenen Körperreaktionen und Traumawunden in der Regel noch massiver als bei Erwachsenen, weil sie noch stärker im und über den Körper leben. Zudem sind die unmittelbaren evolutionsbiologisch angelegten Traumareaktionen sehr viel massiver und überflutender.

Traumatisierte Betroffene erleben die Intrusion des Täters als verletzenden und verwundenden Einbruch in ihr Körper-Haus. Damit wird das abgegrenzte, unversehrte und unverletzte Körper-Haus zu einem Trauma-Körper-Haus (Klees, 2018), das zuerst die Erfahrung der Intrusion, des Imprintings, der Verletzungen und Verwundungen, dann in Reaktion darauf die Körperreaktionen wie Freezing oder Lähmung und schließlich die Toxifizierung und Destruktion durch den Inneren Täter in sich trägt.

3.4.1 Psychophysiologische Reaktionen des Körpers auf die Intrusion

Die Körperantworten der Betroffenen auf die Annäherung des Täters, auf seine Intrusion und das damit einhergehende Imprinting sind die physiologischen Reaktionen, wie die Hyperaktivierung des Körpers in der Angst- und Panikreaktion über die Amygdala, die Aktivierung und gleichzeitige Blockierung der Kampf- und Fluchtreaktion und die Reaktionen von Freezing, Numbing und Dissoziation (vgl. oben 3.1). Das Körper-Haus wird also von außen durch die Überstimulation bei der Intrusion wie bei einer Flut überschwemmt, zugleich wird das Körper-Haus von innen von Ohnmachts- und Schamgefühlen wie bei einem großen Rohrbruch überflutet. Die einsetzenden Freezing-Reaktionen kann man mit dem Einfrieren des Trauma-Körper-Hauses vergleichen, das wie in Eis erstarrt. Mit der Dissoziation werden Teile des Körper-Hauses abgespalten und es kommt zu Fühlstörungen und zu Verzerrungen in der Wahrnehmung des Körper-Hauses, das mit diesen Prozessen nun zum Trauma-Körper-Haus wird.

Ich will die bekannten evolutionsbiologisch angelegten Reaktionen hier nicht weiter beschreiben (Peichl, 2007), sondern mich im Folgenden auf zwei weitere zentrale Körpererfahrungen und -reaktionen bei einer intrusiven Traumatisierung konzentrieren.

Zunächst will ich die Schutz-, Abwehr- und Ausstoßungsreaktionen beschreiben, weil wir diese bei der Arbeit mit dem Täter-Imprint wieder aktivieren und in Aktion setzen werden. Der andere Schwerpunkt ist die körperlich erlebte Verletzung und Verwundung mit einer intensiven körperlichen Schmerzerfahrung, weil wir dann hier mit der Traumaheilung der Betroffenen als Heilung von Verletzung und Verwundung ansetzen (Kapitel 5).

3.4.2 Aktivieren von Schutz-, Abwehr- und Ausstoßungsreaktionen und das Erleben von vergeblichen Abwehrreaktionen

Der Körper versucht sich automatisch und unwillkürlich gegen die Intrusion wie bei einer Vergewaltigung oder beim Geschlagenwerden zu schützen. Die Augen und der Mund werden verschlossen, Muskeln werden angespannt und hart, der gesamte Bauch- und Beckenraum verschließen sich gegen die Intrusion. Dabei spielen die sich zusammenziehenden Faszien (Schwind, 2018), die sich verhärtende Rückenmuskulatur und besonders der Musculus psoas major (Staugaard-Jones, 2014), also der großen Lendenmuskel, eine zentrale Rolle. In diesen Muskel- und Faszienbereichen werden neben der Schutz- und Abwehrreaktion zugleich auch die Angst und Panik, aber auch der Schmerz der Intrusion festgehalten.

In weiteren, meist unbewussten Abwehr- und Schutzreaktionen wird – sofern das möglich ist – versucht, den Täter von sich wegzuhalten oder wegzustoßen, damit er nicht eindringen kann. Schließlich versuchen Betroffene in weiteren Muskelanspannungen wie zum Beispiel über die Kiefermuskeln oder im Vaginal- und Beckenbereich (Paschinger & Büttner, 2021) das Eindringen und den Schmerz auszuhalten.

Bei der Intrusion werden körperlich empfundener Widerstand, tiefe Abscheu und oft auch Ekel (Vogt, 2010) gegen den Täter erlebt. Häufig stellt sich eine Übelkeit ein, die ein ausstoßendes Erbrechen initiieren will. Bei einer sexuellen Intrusion werden durch eindringende olfaktorische Reize Ausstoßungsreaktionen wie der Würge- und Brechreflex aktiviert. Dies wird begleitet von Gefühlen der Übelkeit und des Ekels. Es sind letzte verzweifelte Versuche des Körpers, den intrusiven Täter nach außen zu stoßen.

Doch in der Traumatisierungssituation sind diese Schutz-, Abwehr- und Ausstoßungsreaktion erfolglos, weil der Täter seine intrusiven Aktionen weiter fortsetzt und ins Innere der Betroffenen eindringt.

3.4.3 Physische Körperschmerzen durch die Verletzung und Verwundung als Traumaschmerz

Der Einbruch des Täters in das Körper-Haus bei der Intrusion bewirkt nicht nur ein Imprinting des Täters im Schmerzsystem (Kapitel 2.2.4 und 2.3.5), sondern fügt dem Körper massive Verletzungen und Verwundungen, also Traumata zu, die sich in starkem Schmerzerleben (Kröner et al., 2017) zeigen. Den daraus entstehenden bleibenden Schmerz bezeichnen wir als Traumaschmerz.

Dies ist zunächst bei Traumatisierungen mit direkter Körperverletzung wie bei einem Überfall, einer Vergewaltigung, beim Geschlagenwerden eines Kindes unmittelbar sichtbar. Hier stehen die physische Verwundung und der dazugehörige physische Schmerz im Vordergrund der Traumaerfahrung, wie zum Beispiel in Fallbeispiel 1 bei der Vergewaltigung der Klientin und in Fallbeispiel 7 mit dem Jungen, der von der Gang den Abhang hinuntergestoßen wird.

Der Verwundungsschmerz bei der Intrusion setzt sich aus verschiedenen Schmerzformen zusammen:

- **Oberflächenschmerz**
  Dieser Schmerz wird von den Nocirezeptoren der Haut und besonders der Schleimhäute vermittelt und wird oft wie ein verletzender, scharfer Schnitt, dann in einer zweiten Phase als brennend und pulsierend erlebt. Hier zeigt sich die Traumawunde, die beim Eindringen und Überschreiten der Haut- und Ich-Grenzen erlebt wurde. Dieser Schmerz wird dann später bei Berührungen, insbesondere in der Sexualität, wieder erlebt. Er ist dann oft mit Abscheu oder Ekel verbunden.

- **Somatischer Tiefenschmerz**
  Der somatische Tiefenschmerz sitzt in den Muskeln, Faszien, Gelenken und Knochen und entsteht besonders nach Schlägen, Stoßen oder Folter. Er ist eher dumpf und strahlt oft in den ganzen Körper aus. Typische Tiefenschmerzen sind zum Beispiel Muskelschmerzen im Rücken- und Schulterbereich, rheumatische Schmerzen oder die Schmerzen bei der Fibromyalgie. Auch Kopf- und Herzschmerzen sind nach Traumatisierungen als Ausdruck des psychischen Schmerzes oft zu beobachten.

- **Viszeraler Tiefenschmerz**
  Viszerale Schmerzen gehen von den Eingeweiden tief im Inneren des Körpers aus und werden häufig als dumpf, diffus und bedrohlich erlebt. Der viszerale Tiefenschmerz aus dem Bauch- und Beckenraum kommt als Traumafolge insbesondere bei penetrierenden sexuellen Übergriffen, besonders nach einer Vergewaltigung (Paschinger & Büttner, 2021) oder nach Folter vor. Bei Kindern ist der Bauchschmerz oft auch Ausdruck einer im Körperinneren erlebten Bedrohung, Angst oder Gewalterfahrung.

Bei Gewalttaten wie der Folter oder einer erzwungenen Penetration wird der körperliche Schmerz als unaushaltbar, überwältigend und überflutend erlebt. Dabei setzt der Organismus nun auch gegen den Schmerz selbst die oben geschilderten muskulären Abwehrreaktionen ein, was wiederum den Traumaschmerz langfristig verstärkt und zum Beispiel zur Fibromyalgie führen kann (Egle & Egloff, 2020).

Die körperlichen Verletzungen bei einer intrusiven Traumatisierung haben also zunächst einen physischen Schmerz zur Folge, der allerdings immer schon auch emotional durch Angst, Panik und Ohnmacht getönt ist und deshalb immer schon psychischer Schmerz ist.

3.4.4 Psychische Körperschmerzen der Verletzung und Verwundung

Auch zunächst rein psychischer Schmerz, wie er etwa durch emotionale Gewalt in toxischen Beziehungen ausgelöst wird oder durch sadistischen Liebesentzug bei einem Kind, wird als Körperschmerz erlebt (Eisenberger, 2012). So wird psychischer Schmerz von denselben Gehirnarealen repräsentiert wie körperlicher Schmerz und wird dadurch in den Schmerzarealen des Gehirns sehr häufig zum erlebten Körperschmerz, obwohl keine peripheren Nocirezeptoren aktiviert wurden. Jede Traumatisierung im Sinne einer elementaren Bedrohung und Verletzung des Ichs und des Selbst wird als psychischer und zugleich auch als körperlicher Schmerz erlebt. Seinen Ursprung hat der psychische und zugleich körperlich erlebte Schmerz im Bindungssystem. Bei einer Trennung oder Bedrohung des Säuglings nutzt das Bindungssystem den Körperschmerz des Säuglings oder Kleinkindes, um eine Alarm- und Panikreaktion auszulösen und durch das Schreien und Weinen die Eltern zu alarmieren.

Deshalb erfolgt bei jeder intrusiven Traumatisierung, die eine Bedrohung für die psychische Integrität der Betroffenen darstellt, psychischer und körperlicher Schmerz gleichermaßen. Beide verstärken sich dann gegenseitig zu einem psycho-physischen Schmerzerleben, zum Traumaschmerz.

3.4.5 Ausbildung des Schmerzgedächtnisses und Chronifizierung des Traumaschmerzes

Der physiologische und psychologische Schmerz bei einer intrusiven Traumatisierung führt sehr häufig zum chronischen Traumaschmerz (Tesarz et al., 2020). Es findet eine Sensitivierung des gesamten Schmerzsystems statt, die meist dauerhaft ist und zur Ausbildung und Aufrechterhaltung des Schmerzgedächtnisses führt (Egloff et al., 2013; Egle et al., 2020; Egle, 2020). Diese Schmerzen werden im impliziten, also unwillkürlichen Gedächtnis als Schmerznetzwerke und Schmerzcluster festgehalten. Der Schmerz wird dann zu einem generalisierten Dauerschmerz, der häufig im ganzen Körper diffus oder wandernd erlebt wird. Der generalisierte und chronifizierte Traumaschmerz löst sich für die Betroffenen oft von der Traumatisierungssituation und den konkreten körperlichen Verletzungen ab und kann, wie bei Folteropfern besonders deutlich, zu einer eigenen Schmerzerkrankung wie beispielsweise der Fibromyalgie werden. Bei Frauen zeigen sich nach sexueller Gewalt in der Kindheit, aber auch bei Gewalt in intimen Beziehungen, vielfältige Schmerzsyndrome wie Becken- und Unterbauchschmerzen, Schmerzen bei Berührung erogener Zonen, Schmerzen beim Geschlechtsverkehr (Dyspareunie), oft verbunden mit Vaginismus (Paschinger & Büttner, 2021).

Chronifizierte Schmerzen, die keine medizinische Erklärung finden, sind häufig auch Hinweis auf präverbale oder gänzlich dissoziierte intrusive Traumatisierungen.

> Die physischen und psychischen Schmerzen bei der Intrusion des Täters werden über die Ausbildung eines Schmerzgedächtnisses zu einem generalisierten und chronischen Traumaschmerz.

3.4.6 Das Trauma-Körper-Haus beruhigen und erstversorgen – die Stabilisierungsarbeit I

Im Rahmen der Stabilisierungsarbeit geht es zunächst darum, dass die Klientinnen die Überaktivierung, Unruhe und Nervosität beruhigen und an der Regulation ihrer Gefühle arbeiten. Wir streben also emotionale Stabilität und eine erste Absicherung des verletzten Trauma-Körper-Hauses an.

Da die meisten Methoden der Stabilisierungsarbeit (Huber, 2006; Reddemann, 2017) bekannt sind, möchte ich sie im Folgenden nur kurz darstellen:

- **Stabilität der äußeren Lebenssituation und Beenden eines bestehenden Täterkontaktes**
  Wir unterstützen die Klientin darin, ihren Lebensalltag und die dort verlangten Routinen und Funktionen zu bewältigen. Für die Arbeit mit dem Täter-Imprint und dem internalen Täter-Komplex ist in aller Regel das Beenden eines bestehenden realen Täterkontaktes unabdingbar. Manchmal hilft zur Beendigung des Täterkontaktes eine erste vorläufige Depotenzierung des Täter-Imprints. Klientinnen erleben dann, dass sie zunächst gegenüber dem Inneren Täter stark sein können, um sich dann im Äußeren gegenüber dem Täter abgrenzen und distanzieren zu können.

- **Vorhandene Ressourcen und Fähigkeiten stärken**
  Konkrete Fähigkeiten wie Kontaktfähigkeiten, Kreativität, Fähigkeiten in familiären Beziehungen, aber auch handwerkliche oder berufliche Fähigkeiten werden bewusst gemacht und verstärkt oder aber neu erarbeitet, im Alltag umgesetzt und erprobt.

- **Psychoedukation über die Prozesse einer intrusiven Komplextraumatisierung**
  Wir erklären die neurobiologischen und psychologischen Grundlagen einer intrusiven Komplextraumatisierung, soweit die Klientin dies wünscht und dies die Klientin stärkt. Wir beschreiben auch die Prozesse der Intrusion und des Imprintings in das Körper-Haus und Selbst-Haus. Zentral ist hier, dass wir die Verantwortung für die Traumatisierung eindeutig beim Täter verorten.

- **Regulation und Abbau der Überaktivierung und des erhöhten Arousals**
  Wir gewähren in unseren Sitzungen der Klientin von uns aus eine sichere, containende Haltung (Zanotta, 2018), in der wir die Schrecken der Traumatisierung aushalten und zugleich begrenzen. Wir bieten im Rahmen der Sitzung eine verlässliche Bindung und emotionale Sicherheit, sodass sich die Klientin im neuropsychologischen Toleranzfenster (Porges, 2019) zwischen Aktivierung und Ruhe auf Veränderungen einlassen kann.
  Konkret können Klientinnen ihr erhöhtes Arousal, das sich als Nervosität oder Unruhe zeigt, auch über körperliche Aktivitäten wie Joggen, Walken oder Wandern abbauen.

- **Regulation überschießender Emotionen**
  Überschießende Emotionen, wie zum Beispiel ein leicht triggerbares Weinen oder eine ohnmächtige Wut, werden zunächst einfühlsam benannt und validiert. Sie sind der angemessene Ausdruck einer intrusiven, verletzenden Komplextraumatisierung. Zugleich erläutern wir, dass die Überflutung durch Schmerz, Wut oder Hass erneut in das Gefühl der Ohnmacht und Hilflosigkeit führen kann. Zunächst üben wir das Stoppen von intensiven Emotionen, dann lassen wir den Atem als »Lösungsmittel« für intensive Emotionen wirken, indem die wir Klientin bitten, die Emotion im Ausatmen nach außen zu geben.

- **Umgang mit Traumatriggern**
  Wir besprechen mit der Klientin, welche externalen Trigger, wie zum Beispiel Gerüche, visuelle Eindrücke oder auch bestimmte Gesten des Partners, die dissoziativen Traumareaktionen auslösen können. Ebenso lernt die Klientin, welche internalen, häufig unwillkürlich und zunächst unbewusst auftretenden Stimuli, wie Schmerzen, Erinnerungsfetzen oder eine bestimmte Körperhaltung, zu Triggern für eine Retraumatisierung werden können. Zunächst erarbeiten wir mit der Klientin, wie sie sich vor solchen Situationen mit den vorhersehbaren Triggern schützen kann. Mit Fortschreiten der Stabilisierungsarbeit können sich die Klientin-

nen dann proaktiv mit den Triggern konfrontieren, sie aushalten und als Impuls für eine Weiterarbeit an den durch die Trigger aktualisierten Themen annehmen.

- **Umgang mit dissoziativen Reaktionen**
  Lösen Traumatrigger in der Therapiesitzung dissoziative Reaktionen bei der Klientin aus, werden diese mit einer Reorientierung ins Hier und Jetzt aufgefangen. So wird die Klientin gebeten, sich im Raum umzublicken, drei rote Gegenstände zu benennen und zu beschreiben oder die Therapeutin anzuschauen und damit in die Beziehung zu ihr zurückzukehren. Die Klientin übt hier die Methoden zur Auflösung ihrer dissoziativen Reaktionen ein, die sie dann auch in ihrem Alltag zwischen den Sitzungen anwenden kann.

- **Umgang mit Flashbacks und Alpträumen**
  Flashbacks und Alpträume werden zunächst weggestellt, um sie dann später zu bearbeiten. Dies kann über die bekannte Tresortechnik erfolgen. Für die Klientinnen ist es oft hilfreicher, Traumabilder und Traumafilme nicht in einen Tresor, sondern an einen imaginierten, gut abgegrenzten, aber schon heilsamen Ort zu bringen, an dem die Bilder oder Filme schon jetzt eine positive Veränderung erfahren.

- **Einführung der Atemarbeit zur Beruhigung und zum Einüben von Achtsamkeit**
  Das bewusst wahrgenommene Einatmen über Nase, Rachen und Kehle dient ebenso wie das bewusst verlängerte und verlangsamte Ausatmen der Selbstberuhigung der Klientin. Zugleich kann über die Wahrnehmung des Atems die Achtsamkeit für Körperprozesse eingeübt werden (Rutte & Sturm, 2018).

- **Einüben von Entspannungsmethoden und Achtsamkeitsmethoden**
  Entspannungsmethoden wie die Progressive Muskuläre Entspannung nach Jacobson (Jacobson, 2019) oder Achtsamkeitsmethoden wie das MBSR (Kabat-Zinn, 2019) können zur Selbst-

beruhigung, zur Achtsamkeit für sich und zur Selbstfürsorge eingeübt werden.

- **Linderung der muskulären und faszialen Abwehrschmerzen**
  Zur Linderung der muskulären und faszialen Abwehrschmerzen können Selbstmassage, Anwendungen von Wärme, die Klopftechnik mit PEP (Bohne, 2016) oder Akupunktur eingesetzt werden. Dabei ist darauf zu achten, dass sich mit Einsatz dieser körpernahen Methoden die in der myofaszialen Spannung festgehaltenen Angst- und Ohnmachtsgefühle lösen können. Diese müssen dann zum Beispiel über den Atem ins Abfließen gebracht werden.

- **Grounding und Standfestigkeit finden**
  Wir laden die Klientin im Stehen ein, einen sicheren Stand zu finden, die Festigkeit des Bodens unter ihren Füßen zu erleben und diese gespürte Festigkeit mit dem Atem nach innen zu nehmen. Wir bitten sie, beim festen Stand ihre Muskelpartien zu spüren und machen dies als Erfahrung von Selbstwirksamkeit bewusst. Eine Grounding-Übung im Liegen ist für die meisten Traumaklientinnen anfangs zu bedrohlich und kann erst allmählich mit der Zeit erprobt werden.

- **Aufrichtung durch Baumübung und durch Atemarbeit**
  Wir bitten die Klientin, sich im Stehen einen großen und starken Baum vorzustellen und dann imaginativ sich mit ihm zu identifizieren (Reddemann, 2020a). Sie soll dann imaginieren, wie von ihren Fußsohlen ausgehend tiefe Wurzeln in den Boden wachsen und wie ihr Körper zu einem kraftvollen Baumstamm wird. Dabei achten wir auf einen sicheren Stand und eine aufrechte und zugleich zentrierte Körperhaltung der Klientin. In der Atemarbeit bitten wir die Klientin zu spüren, wie das Einatmen die Wirbelsäule aufrichtet und sie größer macht. Jedes Einatmen wird damit zu einer nun bewusst wahrnehmbaren Einladung, sich aufzurichten und in eine Position der Würde zu gehen.

- **Körperliche Aktivierung wie Walking, Jogging oder Fitnessstudio**
  Bewusste körperliche Tätigkeit wie Walking oder Jogging, aber auch Garten- oder Handwerksarbeit verhilft den Klientinnen zu einer Aktivierung und Energetisierung ihres Körpers. Über die körperliche Erfahrung der Selbstwirksamkeit in solchen Tätigkeiten werden auch das Ich und das Selbst der Klientin gestärkt.

3.5 Der Einbruch in das Selbst-Haus – die Entstehung des Trauma-Selbst-Hauses

Traumatisierte Betroffene erleben die Intrusion des Täters als verletzenden und verwundenden Einbruch in ihr Selbst-Haus, wie dies im obigen Fallbeispiel 6 sehr deutlich wird. Die Betroffene fühlt sich in ihrem realen Haus, aber auch in ihrem eigenen, nun verletzten Selbst-Haus nicht mehr sicher und wohl. Die schützenden Grenzen des Selbst-Hauses werden durchbrochen, seine Türen aufgebrochen, und der Täter dringt in die Innenräume des Selbst-Hauses ein. Schließlich zerstört und besetzt der Täter gewaltförmig auch die intimsten und zentralen Innenräume der Person und ihres Selbst-Hauses, sodass nun ein Trauma-Selbst-Haus entsteht. Dabei werden existentielle Bedürfnisse nach Autonomie, Individualität, Identität und Würde verletzt. Der intrusive Einbruch in das Selbst-Haus wird immer auch im und über den Körper erlebt, sodass beide Prozesse engstens miteinander verbunden sind. Umgekehrt ist die Intrusion des Täters in das Körper-Haus, zum Beispiel bei sexueller Gewalt in den Vaginal- und Beckenbereich, immer auch ein Einbruch in das Selbst-Haus, zum Beispiel in den Intimbereich der eigenen Psychosexualität. Dies gilt es stets mitzudenken, wenn wir uns nun auf die Intrusion in das Selbst-Haus konzentrieren.

3.5.1 Beschädigungen des Selbst-Hauses bei der Intrusion des Täters

Wir haben in Kapitel 1.3 die verschiedenen Prozesse der Intrusion durch den Täter beschrieben und schauen nun auf deren psychische Folgen im Selbst-Haus der Betroffenen:

- **Überschreitung der personalen Ich-Grenzen**
  Bei der Intrusion findet nicht nur eine Überschreitung und Verletzung der Körper-, sondern auch der Ich-Grenzen statt. Betroffene können das Zulassen und Öffnen, das Verschließen und Abgrenzen gegen den eindringenden Täter nicht selbst bestimmen und regulieren. Metaphorisch gesprochen können sie in ihrem Selbst-Haus nicht den Vorgarten mit dem Gartenzaun und nicht die Haustüre als Zugang zu ihrem Haus verschließen.

- **Gefühle der Hilflosigkeit, Ohnmacht und Lähmung bis zur Resignation**
  Bei der Intrusion sind die Betroffenen der Übermacht des Täters ausgeliefert, was sie nicht nur durch die Prozesse des Totstellreflexes wie Hilflosigkeit, Ohnmacht und Lähmung erleben, sondern auch als Verlust der Fähigkeit des Ichs zur Selbststeuerung und Kontrolle. Dies führt oft dazu, dass die Betroffenen jede Gegenwehr resignativ und sich unterwerfend einstellen. Sie sind nun nicht mehr Herr oder Herrin ihrer selbst, also in ihrem Trauma-Selbst-Haus, sondern so etwas wie Geiseln des intrusiven Täters.

- **Schutzlosigkeit und Ausgeliefertsein gegenüber dem intrusiven Täter**
  Da die Türen und Fenster des Selbst-Hauses gewaltsam geöffnet wurden und der Täter in das Selbst-Haus eingedrungen ist, sind die Betroffenen nun schutzlos und dem Täter und dessen Macht und Willkür ausgeliefert. Ihr Ich und ihr Selbst sind nun verletzbar für die Destruktionen des Täters, die sich in verschiedenen Formen der Gewalt von der Zudringlichkeit bis zur körperlichen Gewalt wie in Fallbeispiel 3, bei dem der toxische Partner die Klientin würgt, zeigen.

- **Gefühle des Verlassenseins und der Einsamkeit**
  Betroffene fühlen sich in ihrem eigenen Selbst-Haus von allen verlassen und alleingelassen, weil ihnen bei der Intrusion des Täters niemand schützend oder helfend zur Seite steht. Sie erleben sich im eigenen Trauma-Selbst-Haus einsam und verloren. Bei Kindern und Jugendlichen wirkt sich dies im Besonderen blockierend und zerstörerisch auf deren Bindungssystem aus.

- **Entblößung und Beschämung**
  Das Durchbrechen der sozialen und psychischen Grenze führt zum Gefühl der Entblößung. Bei sexueller Gewalt wird den Betroffenen die Kleidung als zweite Haut weggenommen, sodass sie sich auch den zudringlichen und eindringenden Blicken des Täters ausgeliefert fühlen, und dies wiederum führt zu einer massiven Beschämung. Betroffene haben das Gefühl, dass der Täter schamlos in die intimsten Innenräume, metaphorisch gesprochen in das Schlafzimmer oder die Toilette mit seinen Blicken und intrusiven sexuellen Handlungen eindringt. Hier kann die Scham als Impuls zum Selbstschutz nicht mehr wirken, sodass die Scham von innen her überflutend wird. Die Betroffenen erleben sich in dieser nun unwirksamen und zugleich überflutenden Scham als klein und vernichtet.

- **Äußere und innere Beschmutzung und Demütigung**
  Die Intrusion besonders bei sexueller Gewalt führt häufig zum Gefühl der Beschmutzung. Der Täter hinterlässt auf der Haut seinen Fingerabdruck, seinen Mundgeruch, den Geruch seines Schweißes oder seines Samens wie in Fallbeispiel 2. Betroffene haben das Gefühl, dass der Schmutz des intrusiven Täters unauslöschlich an ihnen klebt. Die Beschmutzung dringt aber auch in die Räume des Selbst-Hauses ein, verunreinigt es, beschmiert es und macht es im Grunde unbewohnbar.
  Bei diesen Prozessen werden die Betroffenen beschämt, gedemütigt und klein gemacht, sodass sie sich dann später oft dazuhin selbst klein machen.

- **Psychische Schmerzen bei der Intrusion**

Wie schon beschrieben, verursacht die Intrusion in das Selbst massivste psychische Verwundungen und Verletzungen und damit psychische Schmerzen, wobei der psychische Schmerz auch wiederum körperlich erlebt wird (Eisenberger, 2012). Es tut weh und schmerzt, was im Moment der Intrusion mit dem eigenen Körper, dem Ich und dem Selbst passiert. Die gefühlte Demütigung, Vernichtung, Missachtung, Entwertung und Entwürdigung sind verschiedene Facetten des psychischen Schmerzes. Auch das Gefühl von Verlassensein und existentieller Einsamkeit im Ausgeliefertsein an den Täter aktiviert über das Bindungssystem das Schmerzsystem. Der psychische Schmerz ist nicht zuletzt immer auch ein Verlustschmerz, weil die Betroffenen durch die Traumatisierung ihr Ich-Sein, ihr Selbst-Sein, ihre Integrität, ihre Würde und die Verbundenheit zu sich und anderen verlieren.

3.5.2 Beschädigung im Inneren des Trauma-Selbst-Hauses

- **Zerstörung der Innenstruktur und der Selbstkohärenz**

Der intrusive Täter zerstört durch seine Intrusion und Gewalt die innere Struktur der Person der Betroffenen. Die strukturierende Einteilung des Selbst-Hauses in wohlabgegrenzte Innenräume wird massiv beschädigt, sodass im Binnenerleben alles verschwimmt. Durch die Intrusion und die Überflutung von Panik und Ohnmacht verlieren die traumatisierten Betroffenen ihre Binnenstruktur (Rudolf, 2020). Oft bleibt ein diffuser Binnenraum des Selbst zurück, sodass die Betroffenen zum Beispiel verschiedene Gefühle und Bedürfnisse oder verschiedene Ich-Bereiche nicht mehr differenzieren können.

Bei massiver Traumatisierung mit Todesangst, zum Beispiel bei Folter, kommt es zu einem inneren Melt-Down (Vogt, 2018). Dabei entsteht oft eine Fragmentierung der Erinnerungen in zersplitterte Teilerinnerungen und der Person in Teilpersönlichkeiten (Nijenhuis, 2006; Huber, 2010a), sodass das Gefühl des inneren Zusammenhanges und damit die Selbstkohärenz verloren geht.

- **Rückzug im Trauma-Selbst-Haus und Flucht aus dem Trauma-Selbst-Haus**
  Betroffene ziehen sich in sich selbst zurück und verziehen sich sozusagen in einen hintersten oder untersten Winkel ihres Selbst-Hauses, um sich dem intrusiven Täter und dem bleibenden internalen Täter-Komplex zu entziehen. Manchmal dissoziieren sie so weit, dass sie aus ihrem Trauma-Selbst-Haus fliehen und damit erzwungenermaßen ihr eigenes Selbst-Haus und sich selbst aufgeben (Huber, 2010a).

- **Verlust des Ich- und Selbstgefühls und die Destruktion des Selbstwertgefühls**
  Die Betroffenen fühlen bei der Intrusion nur noch den Täter und ihre eigenen dissoziativen Reaktionen, aber nicht mehr sich selbst. Sie verlieren ihren Ich- und Selbstbezug. Sie wissen in der Traumatisierungssituation im wahrsten Sinne des Wortes nicht mehr, wer sie selbst sind. Der intrusive Täter zielt auch darauf ab, besondere Räume des Selbstgefühls wie die intimen Räume der sexuellen Identität und der Selbstachtung zu besetzen und zu zerstören. Die Betroffenen werden vom intrusiven Täter entwertet und in ihrem Selbstwertgefühl so gedemütigt, dass sie das Gefühl für den eigenen Wert und die eigene Bedeutung verlieren.

- **Existentielle Verunsicherung und Vernichtungsangst**
  Im Eindringen erschüttert der Täter auch das Fundament des Selbst-Hauses. Betroffene haben das Gefühl, dass der Boden unter ihnen nachgibt und wegsackt. Manche Betroffene schildern, dass sie in ein Loch oder einen Abgrund stürzen, aus dem es kein Entkommen mehr gibt.

- **Selbstbeschämung und Selbstdestruktion**
  Die Betroffenen wurden teils vom intrusiven Täter gezwungen, sich selbst zu beschämen und sich selbst destruktiv zu behandeln, teils glauben die Betroffenen mit solchen selbstdestruktiven Handlungen den Täter zu besänftigen oder seine Liebe zu gewinnen. Diese selbstdestruktiven Handlungen sind meist unbewusst

und automatisiert und werden zum Beispiel in Selbstverletzungen oder parasuizidalen Handlungen ausagiert.

- **Selbstvorwürfe, Selbstbeschuldigungen und Schuldgefühle**
  Klientinnen beschuldigen sich häufig selbst für die Taten des Täters und machen sich Vorwürfe, dass sie die Traumatisierung nicht verhindert haben. Zudem weist der Täter den Betroffenen häufig direkt oder indirekt die Schuld zu mit Sätzen wie: »Du wolltest es doch auch« oder »Du hast es nicht anders verdient«. In den Schuldgefühlen richten dann viele Betroffene ihre berechtigte Wut gegen den Täter nun gegen sich selbst und bestrafen sich häufig selbst.

- **Selbstverrat und Versagensgefühle**
  Die Betroffenen rechnen sich den Rückzug aus ihrem eigenen Selbst-Haus als Selbstverrat an. Sie werfen sich vor, sich nicht selbst treu geblieben zu sein und sich nicht genügend verteidigt zu haben, sondern das eigene Selbst-Haus aufgegeben und es an den Täter übergeben zu haben. Für sie ist das unverzeihlich, sodass es zu massiven Selbstvorwürfen und zu Versagensgefühlen kommt. Auch hier erscheint den Betroffenen oft die Selbstbestrafung als angemessene Antwort auf das sich selbst zugerechnete Versagen.

- **Misstrauen in andere und Bindungsstörungen**
  Besonders Kinder und Jugendliche, aber auch erwachsene Betroffene entwickeln ein tiefes Misstrauen gegen menschliche Bindungen und bilden massive Bindungsstörungen aus, wie sie dann zum Beispiel in der Borderline-Störung überaus deutlich werden. Die Betroffenen ziehen sich ganz in ihr Trauma-Selbst-Haus zurück, verschließen nach außen das Trauma-Selbst-Haus und brechen zumindest emotional die Brücken und Verbindungen nach außen zu anderen Menschen ab.

Betroffene versuchen dann unmittelbar nach der Traumatisierungssituation die Fassade ihres Trauma-Selbst-Hauses notdürftig herzurichten und den Zusammenbruch des Selbst-Hauses durch Stabilisierungsmaßnahmen zu verhindern. Es entsteht die ANP, also die anscheinend normale Persönlichkeit (Nijenhuis, 2006), die das alltägliche Überleben sichert. Die Zerstörungserfahrungen im Trauma-Selbst-Haus werden dann oft verdrängt, weggeschoben, vermieden oder dissoziiert, damit das Überleben im Funktionieren möglich ist. Betroffene versuchen, in ihrem Trauma-Selbst-Haus die zerstörten Zimmer wegzusperren, abzuschließen oder ganz aus dem eigenen Selbst-Haus hinaus zu verlagern.

3.5.3 Das Trauma-Selbst-Haus erstversorgen und stabilisieren – die Stabilisierungsarbeit II

Ausgehend von der Stabilisierungsarbeit an und über den Körper geht es nun auch um eine Stabilisierung des Selbst-Hauses und um eine Förderung von Ich-Stärken:

- **Ich-Fähigkeiten stärken**
  Wir stärken zunächst die steuernden und reflexiven Fähigkeiten des Ichs der Klientinnen, sodass sie sich gegenüber ihren überschießenden Emotionen und Erinnerungen abgrenzen, sich diese erklären und sie verstehen können. Zunehmend können dann die Klientinnen auch eine Metaposition gegenüber den traumatisierenden Erfahrungen einnehmen, um zu reflektieren, was mit ihnen bei der Traumatisierung geschehen ist, die Verantwortung beim Täter zu verorten und schließlich therapeutische Methoden reflektiert und eigenständig für sich zu nutzen.

- **Einüben von Selbstwahrnehmung und Selbstfürsorge**
  Wir leiten die Klientinnen an, sich selbst, die eigenen Empfindungen und Gefühle genau und achtsam wahrzunehmen, um dann für sich und die eigenen Bedürfnisse zu sorgen. Wir lassen die Klientin sich selbst als Traumatisierte oder als traumatisiertes Kind imaginieren und fragen dann, was diese Betroffene von der erwachsenen Frau von heute oder von einer imaginierten Heilerin braucht. Wir lassen sie auf ihr Trauma-Selbst-Haus schauen und fragen sie, was dieses vom Täter beschädigte Selbst-Haus für seine Stabilität und erste Sicherheit benötigt.

- **Trauer und psychische Schmerzen als berechtigt akzeptieren**
  Gefühle der Trauer und des psychischen Schmerzes über die Traumatisierung werden einfühlsam benannt und als berechtigt validiert. Die Klientinnen werden angeleitet, ihre Hand oder eine Wärmeflasche auf die Körperstellen der Trauer und des psychischen Schmerzes zu legen und an diese Körperstellen den Atem zu lenken. Dabei entsteht auch die Fähigkeit, sich in der Trauer über die Verluste, die durch Traumatisierung entstanden sind, zu trösten.

- **Sehnsucht nach der Integrität des Selbst-Hauses spüren**
  Wir lassen die Klientin die Sehnsucht nach der Wiederherstellung eines integrierten Selbst-Hauses spüren und lassen dies im Erleben intensivieren. Diese Sehnsucht hat die Klientinnen in die Beratung oder Therapie gebracht und kann nun für die Therapiemotivation aktiviert werden.

- **Innere Heilerin und Innere Architektin aktivieren**
  Aus der Sehnsucht nach Heilung des Trauma-Körper-Hauses und des Trauma-Selbst-Hauses lassen wir eine Innere Heilerin imaginieren, die die Heilungsprozesse der traumatischen Verletzungen und Verwundungen im Trauma-Körper-Haus begleitet und fördert (Kapitel 5.1.4). Für die Restaurierung und Rekonstruktion des Selbst-Hauses lassen wir eine Innere Architektin entstehen, die die Klientin bei der Stabilisierung, der Renovierung und Restaurierung des Trauma-Selbst-Hauses unterstützt.

Therapiedialog
Aktivierung einer Inneren Heilerin und Architektin

Therapeut: Wir haben jetzt ihren Trauma-Körper über die Body-Map genauer angeschaut und Sie haben beschrieben, wie es Ihnen mit der Traumatisierung in Ihrem Körper geht. Nun möchte ich Sie einladen, schon ganz früh in unserer Zusammenarbeit dafür eine Innere Heilerin zu entdecken. Wir haben diese uralte Gestalt in unserem

Unbewussten, die ich jetzt bitte, sich zu zeigen. Schauen Sie bitte nach innen.

Klientin *schließt die Augen und sagt nach einer Weile:* Ganz undeutlich sehe ich eine Frau, die ich noch nicht kenne.

Therapeut: Lassen Sie sie näherkommen und deutlicher werden.

Klientin *nickt bei geschlossenen Augen.*

Therapeut: Begrüßen Sie sie und bitten Sie sie, etwas Heilsames für Ihren Körper zu tun.

Klientin: Ja, sie kommt näher, nickt mir zu und legt ihre Hand auf meinen unteren Bauch.

Therapeut: Spüren Sie die warme Hand dieser Inneren Heilerin, spüren Sie, wie sich die Verkrampfungen und die Schmerzen ein klein wenig lösen können.

Klientin: Ja, das fühlt sich warm an. Ich fühle mich auch nicht mehr so alleine in mir.

Therapeut: Gut. Dann bitten Sie die Innere Heilerin, dass sie bei Ihnen bleibt und Ihren weiteren Heilungsprozess begleiten und fördern soll.

In der nächsten Sitzung wird der Klientin vorgeschlagen, für Ihr beschädigtes Trauma-Selbst-Haus eine Innere Architektin zu finden, die die Renovierung ihres Selbst-Hauses plant und begleitet.

3.6 Bleibende Beschädigungen des Trauma-Körper-Hauses und des Trauma-Selbst-Hauses – die Traumafolgestörungen

Fallbeispiel 9

Borderline-Störung nach sexueller Gewalt in Kindheit

Die 40-jährige Klientin kommt zur Beratung, weil das Jugendamt ihr den Entzug ihrer 7-jährigen Tochter androht. Zwar liebt sie ihre Tochter über alles, muss aber zugestehen, dass sie sie häufig vernachlässigt. Die Klientin ist immer wieder in sehr destruktive Beziehungen zu Männern verstrickt, bei denen sie übernachtet und dabei ihre Tochter vergisst und alleine zu Hause lässt. Sie kann sich diese Blackouts nicht erklären. Nach solchen Episoden erlebt sie massive Schuld- und Schamgefühle, sie hasst sich selbst dafür und die Männer, auf die sie sich jeweils nur ganz kurz einlässt. Beim Sex mit diesen Männern ist sie zwar sexuell stimuliert, hat aber keinerlei Beziehungsgefühle und will nach dem Sex sofort wieder gehen.

Auf die einfache Frage, woher sie all dies aus ihrer Kindheit kenne, kommen ihr kurz Tränen in die Augen, sie schaltet dann aber sofort auf »cool« und berichtet scheinbar sachlich, dass sie in ihrer Kindheit von den wechselnden Partnern ihrer Mutter im Alter von neun bis dreizehn Jahren mehrmals und massiv sexuelle Gewalt erfahren hat.

Durch das Imprinting, die Toxifizierung der Innenräume und die bleibende Besetzung des Trauma-Körper- und Trauma-Selbst-Hauses durch den internalen Täter-Komplex entstehen bleibende Verwundungen und Schädigungen bei den Betroffenen. Diese gehen weit über die unmittelbaren neurobiologischen Traumareaktionen hinaus und entwickeln sich zu eigenständigen Störungen, den sogenannten Traumafolgestörungen (Sack et al., 2018; Sack, 2020), wie im obigen Fallbeispiel offensichtlich eine Borderline-Störung (Bohus, 2019; Bohus & Lieb, 2019).

Traumatisierte Betroffene kommen, wie die Klientin im obigen Beispiel, oft erst lange nach der Traumatisierung in der Kindheit oder auch längere Zeit nach einer Komplextraumatisierung im Erwachsenenleben in die Therapie, wenn die eigenen Bewältigungsversuche der Traumatisierung an eine Grenze kommen und scheitern. Hieraus entwickeln sich nun ganz verschiedene typische Traumafolgestörungen. Diese gehen auf die intrusive Traumatisierung zurück, entwickeln dann aber als Reaktion auf diese und als Bewältigungsversuch derselben eine eigene Dynamik und Bedeutung.

Dies zeigt sich dann in unterschiedlichsten Störungen wie in einer komplexen posttraumatischen Belastungsstörung K-PTBS mit dissoziativen Symptomen (Huber, 2003; Hecker & Maercker, 2015), in

Depressionen, in sexuellen Störungen (Büttner & Paschinger, 2021), häufig auch in Essstörungen (Feistner, 2021), in Schmerzsyndromen wie der Fibromyalgie (Egle & Egloff, 2020) und einer bleibenden Vulnerabilität für Erkrankungen, zum Beispiel für chronische Infektionen (Schubert 2020). Häufig entwickeln sich Störungen wie die dissoziative Identitätsstörung (DIS), auch als multiple Persönlichkeit bezeichnet (Huber, 2010a; 2011), oder die Borderline-Störung (Bohus, 2019) wie in Fallbeispiel 9.

Die bleibenden Beschädigungen im Trauma-Körper-Haus und im Trauma-Selbst-Haus sind für die genannten Traumafolgestörungen verantwortlich. Ich nenne die häufig schon beschriebenen, bleibenden, komplexen und chronifizierten Traumareaktionen (Huber, 2003, 2006) in einem kurzen Überblick:

- Sensitivität und emotionale Durchlässigkeit des Trauma-Körper-Hauses und Trauma-Selbst-Hauses
- Bleibende Trigger-Sensitivität für externale und internale Traumareize und daraus folgend ein viele Lebensbereiche betreffendes Vermeidungsverhalten
- Bleibende dissoziative Reaktionen bis hin zur Spaltung in verschiedene Persönlichkeitsanteile
- Emotionale Übererregung und bleibender Hyperarousal durch die chronische Aktivierung der Stresssysteme
- Bleibende Störung der emotionalen Regulationsfähigkeit mit Stimmungsschwankungen zwischen Euphorie und Niedergeschlagenheit, zwischen Hass und Liebesgefühlen
- Sekundäre Intrusionen in Form von Flashbacks und Alpträumen aus dem Innenraum der Klientinnen
- Gefühle der Entfremdung, der Leere und inneren Heimatlosigkeit im eigenen Trauma-Selbst-Haus
- Selbstschädigendes riskantes Verhalten, Selbstverletzungen und Suizidalität
- Destruktiver Hass und Selbsthass
- Bleibende Bindungs- und Beziehungsstörungen mit Ausbildung unsicherer, vermeidender oder desorganisierter chaotischer Bindungsstile

- Bleibende Präsenz des Täters durch den internalen Täter-Komplex im Trauma-Körper-Haus und im Trauma-Selbst-Haus
- Verhinderung von Therapie- und Heilungsversuchen durch den internalen Täter-Komplex und die täterloyalen und täteridentifizierten Ego-States
- Bleibende Störung des Körperbezugs und Körperbesetzung mit Fühlstörungen
- Aversion gegen Berührung und Schmerzen bei Berührung, insbesondere in der Sexualität
- Deformation und Zerstörung des Körper- und Selbstbildes
- Sexuelle Funktionsstörungen meist mit Vermeidung von Sexualität oder Hypersexualität und gefährliches Sexualverhalten

Etwas ausführlicher möchte ich die Traumaschmerzen beschreiben, weil sie auf die Verwundungen und Verletzungen durch die Intrusion und die Täterbesetzung hinweisen und wir bei ihnen mit der Heilung von Verletzung und Verwundung in Kapitel 5 ansetzen werden:

- **Bleibender Abwehrschmerz über Muskel- und Faszienverspannung**
  Chronische Schmerzsyndrome (Egle, 2020; Tesarz et al., 2020) im Muskel- und Faszienbereich sind aufrechterhaltene muskuläre und fasziale Abwehrreaktionen bei der Intrusion des Täters. Hier sind besonders myofasziale Schmerzsyndrome im Schulter-, Nacken- und Lendenwirbelbereich zu nennen, dann auch die Fibromyalgie (Egle & Egloff, 2020) und teils auch rheumatische und polyrheumatische Erkrankungen. Die muskulären und faszialen Schutz- und Abwehrschmerzen werden im Schmerzgedächtnis festgehalten und verstärken sich über zahlreiche Feedbackschleifen.
  In der notorischen Verspannung des gesamten Muskelapparates und der Faszien bleibt der Druck auf die Nocirezeptoren erhalten. Die Sensibilisierung der Nocirezeptoren und die ständige überhöhte Aktivität des Stresssystems wiederum verstärken die faszialen und muskulären Verspannungen. Dazu kommt, dass der von wiederkehrender Angst und von Retraumatisierungen ge-

speiste Hyperarousal die Reizschwelle in den Schmerzrezeptoren und den Neuronen im Schmerzgedächtnis herabsetzt und so die Schmerzempfindlichkeit erhöht (Egle, 2020; Tesarz et al., 2020).

- **Bleibender Traumaschmerz als chronischer Verwundungsschmerz**
  Wir haben gesehen, dass jede intrusive Traumatisierung massiven psychischen Schmerz verursacht, der immer auch körperlich, häufig als Tiefenschmerz, erlebt wird. Auch wenn das akute Schmerzerleben durch die Dissoziation oder das Numbing gedämpft wird, bleibt der Traumaschmerz im sensitivierten Schmerzgedächtnis erhalten und entwickelt sich als chronischer Traumaschmerz, der oft erst lange nach der Traumatisierung zum Beispiel im Bauch- und Beckenraum erlebt wird.
  Der traumatische Verwundungsschmerz wird im Schmerzgedächtnis nicht nur gespeichert, sondern führt dort zur dauerhaften Sensitivierung des Schmerzsystems (Egle, 2020; Tesarz et al., 2020), sodass der Traumaschmerz eine Hyperalgesie verursacht. Da die eigene Schmerzabwehr, wie zum Beispiel das körpereigene Opioidsystem, durch die Traumatisierung geschwächt ist, werden die Schmerzempfindungen nicht mehr gedämpft. Zugleich entwickelt sich über eine Generalisierung des Schmerzerlebens eine sogenannte Allodynie, in der Reize wie eine Berührung, die normalerweise kein Schmerzempfinden auslösen, nun Schmerzen machen. Des Weiteren führen häufiges, dauerhaftes Schmerzerleben und einzelne starke Schmerzepisoden zu einem inneren Bedrohungsgefühl und deshalb zur weiteren Aktivierung des Stresssystems und einer schmerzverstärkenden Muskel- und Faszienspannung. Traumaerinnerungen und Traumatrigger aktivieren häufig den Tiefenschmerz, und umgekehrt wird Schmerz zum Traumatrigger, der die Traumareaktionen aktiviert (Tesarz et al., 2020).

Wir werden in Kapitel 5 sehen, wie wir mit den Traumaschmerzen arbeiten. Die oben genannten typischen Traumafolgestörungen greifen wir in der Diagnostik auf, eruieren diese bezüglich ihrer Entstehung, ihres bisherigen Verlaufs, ihrer Schwere und Destruktivität für die Klientinnen. Wir anerkennen die verschiedenen Symptome der jeweiligen Störung als – oft verzweifelte – Lösungsversuche des traumatisierten Kindes oder Jugendlichen damals.

Dann leiten wir die Klientinnen an, die destruktiven Folgesymptome zu kontrollieren und erste Alternativen auf der Verhaltensebene zu finden. Mit der Klientin in Fallbeispiel 9 erarbeiten wir, wie sie ihre Tochter verlässlich betreuen und wie sie sich vor dem Eingehen neuer destruktiver Beziehungen zu Männern schützen kann. Dann erarbeiten wir die Funktion der Folgesymptomatik genauer, würdigen und anerkennen diese, benennen aber auch deren destruktive Nachteile und Folgen für die Klientin.

Nun können wir zur Bearbeitung der Komplextraumatisierung fortschreiten und diese mit der in den beiden nächsten Kapiteln ausgeführten Traumatherapie als Heilungsarbeit an den Verwundungen und Verletzungen so lösen, dass die Klientin nicht mehr auf einen symptomatischen Lösungsversuch in den Symptomen der Traumafolgestörung zurückgreifen muss.

KAPITEL 4

Traumatherapie als Depotenzierung und Distanzierung des Täter-Imprints und des internalen Täter-Komplexes

Fortsetzung von Fallbeispiel 2

Sexuelle Gewalt durch Klavierlehrer (s. S. 15 f. und S. 46)

Nach ausführlicher Stabilisierungsarbeit leite ich den heute 40-jährigen Klienten an, die Traumatisierungsszene am Klavier auf einem Bildschirm zu imaginieren. Dann bitte ich den erwachsenen Klienten, mit meiner Begleitung in der Vorstellung in diese Szene zu gehen und den damals 9-Jährigen aus der intrusiven Traumatisierungsszene zu bergen und an einen schützenden heilsamen Berge-Ort – einen Burghof mit hohen Mauern – zu bringen und ihn dort heilend zu versorgen.

In einer der nächsten Sitzungen wird der Klient angeleitet, den intrusiven Klavierlehrer als Täter zu depotenzieren und aus der Szene von der Polizei abführen zu lassen. In der darauf folgenden imaginierten Gerichtsszene tritt der erwachsene Klient als Zeuge auf und konfrontiert den Täter mit seinen Taten und deren destruktiven Auswirkungen. Der Täter wird dann vom Gericht zu vielen Jahren Gefängnis verurteilt. Der Klient stellt sich abschließend vor, wie der Täter in das Gefängnis abgeführt wird.

Hier sind die wichtigsten Schritte der Depotenzierungsarbeit mit dem Täter-Imprint knapp dargestellt, wie ich sie Ihnen nun systematisch so vorstellen werde, dass Sie damit unmittelbar arbeiten können.

Bevor wir nun nach der Diagnostik und der Stabilisierungsarbeit in die Depotenzierung des Täters einsteigen, möchte ich noch einmal kurz zusammenfassen, was bei einer intrusiven Komplextraumatisierung, der Täter-Intrusion und dem Täter-Imprinting geschieht:

- Bei einer Komplextraumatisierung finden eine Intrusion des Täters und ein Imprinting des Täters im Körper-Haus und Selbst-Haus der Betroffenen statt.
- Zentrum der Traumatisierung ist die Verletzung und Verwundung der Betroffenen in ihrem Körper-Haus und Selbst-Haus mit der Folge, dass ein Trauma-Körper-Haus und ein Trauma-Selbst-Haus entstehen.
- Die Verletzungen und Verwundungen werden durch das Täter-Imprint und den internalen Täter-Komplex über internale Retraumatisierungen aufrechterhalten und ständig erneuert.
- Deshalb ist die Arbeit mit dem Täter-Imprint und dem internalen Täter-Komplex unabdingbarer Teil einer Traumatherapie bei einer intrusiven Komplextraumatisierung.
- Mit dem Täter-Imprint und dem internalen Täter-Komplex kann in aller Regel nicht verhandelt werden, weil es bei ihnen keine Bereitschaft zur Einsicht, zur Verantwortungsübernahme und zur Reue gibt.
- Deshalb besteht die Arbeit mit dem Inneren Täter, also mit Täter-Imprint und internalem Täter-Komplex, in einer Depotenzierung und Distanzierung.

Bei der Depotenzierung des Täter-Imprints übernehme ich Aspekte des Drachentöter-Modells von Reddemann (2020b), des Schurkenschrumpfens bei Peichl (2020, 2021), der Täterkonfrontation im IRRT (Schmucker & Köster, 2019a, 2019b) und der Methode des Externalisierens des Inneren Täters bei Vogt (2018) und führe diese Ansätze nun mit den neuen Konzepten der Täter-Intrusion, des Imprintings und des Täter-Imprints weiter. Hierbei ist wichtig, dass es bei der Depotenzierung, also der Entmachtung des Täter-Imprints, in aller Regel nicht um das Töten oder Vernichten des Täter-Imprints gehen kann. Das Täter-Imprint kann als neuronales Netzwerk nicht gänzlich entfernt werden, sondern bleibt nach der Depotenzierung in den meisten Fällen in abgeschwächter Form als distanzierte, emotional nicht mehr wirksame Erinnerung erhalten. Weiteres dazu und Ausnahmen von dieser Grundregel der Depotenzierungsarbeit finden sich unten in Abschnitt 4.4.1.

Der eigentlichen Depotenzierungsarbeit müssen nach dem Erstgespräch und der Eingangsdiagnostik (Kapitel 3.3.3) folgende vier Prozessschritte vorangehen:

- Erstversorgung und Stabilisierung des Trauma-Körper-Hauses und des Trauma-Selbst-Hauses (Kapitel 3.4.6 und 3.5.3)
- Bergen der traumatisierten Ego-States aus der intrusiven Traumatisierungsszene
- Beelterungsarbeit für die traumatisierten Ego-States
- Vorbereitung der Depotenzierungsarbeit des Täter-Imprints

4.1 Bergen der traumatisierten Ego-States aus intrusiver Traumatisierungsszene als Traumatransformation

Entscheidend für das Gelingen einer Traumatherapie bei einer Komplextraumatisierung ist die Bearbeitung der intrusiven Traumatisierungsszene, in der der Täter mit seinem traumatisierenden Agieren in den Innenraum des Kindes, Jugendlichen oder erwachsenen Betroffenen eindringt und dort sein Imprint hinterlässt. Bei sequentiellen komplexen Traumatisierungen sind dies häufig mehrere verschiedene Traumatisierungsszenen, die dann auch jeweils einzeln nacheinander bearbeitet werden müssen.

In der klassischen Traumatherapie wird in aller Regel das traumatische Erleben über die Bildschirmtechnik distanziert, als für heute beendet erklärt und damit als eine zurückliegende Erfahrung in die Vergangenheit verwiesen. So kann diese Erfahrung einerseits in ihrer Wirkung distanziert und andererseits als nicht mehr destruktiv wirkende Erfahrung in die Biografie integriert werden.

Ich schlage hier ein weitergehendes Verfahren der Traumatransformation über das Bergen der Betroffenen aus der damaligen Traumatisierungsszene vor (Kachler, 2021). Hier sind mit der Sprache des Ego-State-Ansatzes (Fritzsche, 2021) also die traumatisierten Ego-States gemeint, also zum Beispiel in Fallbeispiel 2 der abgespeicherte Ego-State des 9-jährigen Jungen, der in der Traumatisierungsszene durch die sexuelle Gewalt des Klavierlehrers entstanden und bis heute abgespeichert ist. Die heute 28-Jährige aus Fallbeispiel 3, die vor drei Jahren in ihrer toxischen Paarbeziehung gewürgt wurde, wird als betroffener Ego-State von damals heute aus der Traumatisierungsszene vor drei Jahren geborgen. Gibt es bei einer sequentiellen Traumatisierung verschiedene intrusive Traumatisierungsszenen, müssen wir mehrere Bergeprozesse für diese verschiedenen Szenen durchführen. Ich bezeichne diesen Prozess im Folgenden als »Bergearbeit.«

Mit dem Bergen der vom Trauma Betroffenen, also des traumatisierten Ego-States aus der intrusiven Traumatisierungsszene, schließe ich mich dem Ansatz des »Inneren-Kind-Rettens« von Kahn (2010, 2018) an, den ich hier weiterführe. Dabei wird der traumatisierte Ego-State aus der intrusiven Traumatisierungsszene geborgen und an einen schützenden und zugleich heilsamen Ort gebracht.

4.1.1 Vorbereitung für die Bergearbeit

In Fortsetzung der Stabilisierungsmethoden (Kapitel 3.4.6 und 3.5.3) bereiten wir nun die nächsten Schritte für die Bergearbeit vor. Wir brauchen hierfür besonders die Stabilisierung und Stärkung der Ich-Kräfte der Klientinnen und Ressourcengestalten für die Bergung und Beelterung der traumatisierten Ego-States der Klientinnen.

- **Installation und Imagination der Bergegestalt**

  Die Bergung des traumatisierten Ego-States von damals kann von verschiedenen imaginativen Gestalten durchgeführt werden, die ich im Folgenden als Bergegestalt bezeichne.

  Bei schweren, noch Angst auslösenden Traumatisierungsszenen muss die Bergung durch eine imaginierte potente Ressourcengestalt durchgeführt werden. Diese Gestalt geht dann imaginativ für die Klientin in die Traumatisierungsszene, um dort den traumatisierten Ego-State zu bergen. Dabei muss sie meist schon dem Täter-Imprint in der Traumatisierungsszene begegnen, ihm standhalten und es begrenzen. Deshalb ist es für die Bergearbeit von entscheidender Bedeutung, dass diese durch eine wirkmächtige und potente Ressourcengestalt durchgeführt wird. Sehr häufig wählen Klientinnen für die Bergearbeit spirituelle Bergegestalten, die ihre Energie und Kraft aus einem anderen, eben spirituellen Bereich beziehen. Die Klientin aus Fallbeispiel 4, die als Kind die sexuelle Gewalt des Schwimmtrainers erlebt hat, wählt die Gestalt einer glänzenden Ritterin mit einem großen Schwert als Bergegestalt. Während der Bergearbeit hält sich die Klientin von heute in ihrem heutigen Erwachsenen-Ego-State an einem schützenden sicheren Ort auf. Wir unterstützen die Bergegestalt mit unseren direkten Anleitungen beim Bergen des traumatisierten Ego-States.

Ist die Klientin in der aktuellen Behandlungssituation stabil und potent, kann sie als Erwachsene von heute mit unserer Anleitung oder mit Begleitung einer helfenden Ressourcengestalt selbst die Bergung vollziehen. Dies hat den Vorteil, dass sie sich dabei als selbstwirksam erlebt und später weitere Bergeprozesse autonom durchführen kann. Der Klient von Fallbeispiel 2 will die Bergearbeit aus den Traumatisierungsszenen mit dem Klavierlehrer nun als Erwachsener in Begleitung eines guten Freundes durchführen.

- **Installation eines schützenden heilsamen Ortes**

  Wir bitten die Klientin, in einer Tiefenentspannung einen imaginierten schützenden und heilsamen Ort vor ihrem inneren Auge entstehen zu lassen, an den sie dann den betroffenen traumatisierten Ego-State aus der Traumatisierungsszene bringen wird. Dieser Ort muss einerseits schützende, andererseits schon heilsame Qualitäten besitzen, wie zum Beispiel eine geschützte Insel oder ein von Mauern umgebener heilender Garten. An diesem Orten findet der traumatisierte Ego-State von damals mit seinem Trauma-Körper- und Trauma-Selbst-Haus nun Sicherheit, Ruhe, eine Erstversorgung durch eine Beelterung (Kachler, 2021) und schon den Beginn eines ersten Heilungsprozesses an den inneren Verletzungen und Verwundungen.

- **Installieren und Erproben eines Bildschirms**
  Die Bergearbeit und die spätere Depotenzierung des Inneren Täters in der Traumatisierungsszene führen wir mit der Bildschirmtechnik durch (Reddemann, 2020a). Die Klientin stellt sich zum Erproben dieser Methode einen in Distanz stehenden Bildschirm vor und lässt auf diesem angenehme Erinnerungen auftauchen. Wir leiten die Klientin an, mittels einer Fernbedienung die Bilder oder Filme auf dem Bildschirm zum Beispiel heller oder dunkler, langsamer oder schneller laufend werden zu lassen, sodass sie dann auch später die Bilder und Filme der Traumatisierungssituation steuern kann.

4.1.2 Durchführung der Bergearbeit als Traumatransformation

Das Verfahren der Bergung des traumatisierten Ego-States kann als imaginativer Prozess in einer Tiefenentspannung oder Trance, aber auch im Gespräch und den damit verbundenen Vorstellungen bei der Klientin durchgeführt werden. Wir begleiten den Prozess durch unsere Anleitungen und bitten um Rückmeldungen über das, was in der Imagination und im Erleben der Klientin geschieht. Dieses Verfahren hat folgende Prozessschritte (vgl. Kachler, 2021):

- **Erklären der Methode und der Ziele der Bergearbeit**
  Nach der oben beschriebenen Vorbereitung erklären wir der Klientin die Methode und den Ablauf der Traumatransformation durch die Bergearbeit. Wir erfragen die Zustimmung der Klientin für die beschriebene Bergearbeit. Wir besprechen auch, welche Traumatisierungsszene in dieser und in den nächsten Sitzungen mit der Methode des Bergens bearbeitet werden soll. Mit der Klientin aus Fallbeispiel 4 vereinbare ich, dass wir zuerst die Szene mit den zudringlichen Blicken des Schwimmlehrers in der Dusche, dann die Szene mit seinem Übergriff im Schwimmbecken bearbeiten.

- **Abrufen des sicheren Ortes, des schützenden heilsamen Ortes und der Bildschirmtechnik**
  Der in der Vorbereitung eingerichtete sichere Ort für die Klientin und der schützende heilsame Ort, an den der traumatisierte Ego-State gebracht wird, werden noch einmal abgerufen, möglichst intensiv und lebendig imaginiert und im Körper sicher verankert. Dann lassen wir die Klientin noch einmal den in Distanz aufgebauten imaginierten Bildschirm und den sicheren Umgang mit ihm erproben, sodass die Klientin sich für die Bergearbeit kompetent und gut vorbereitet fühlt.

- **Aufrufen der Bergegestalt**
  Wird die Bergearbeit von einer imaginierten Bergegestalt wie der Ritterin mit dem Schwert durchgeführt, rufen wir diese noch einmal imaginativ ab und lassen sie gegenüber der Klientin versichern, dass sie die Bergearbeit ganz sicher bewerkstelligen werde. Führt die erwachsene Klientin von heute die Bergearbeit durch, lassen wir sie ihre Stärke und ihre Kraft spüren, damit sie gut gerüstet in die Traumatisierungsszene treten kann.

- **Imagination der erinnerten Traumatisierungsszene auf dem Bildschirm**
  Dann wird die Traumatisierungsszene mit der Betroffenen von damals, also dem traumatisierten Ego-State, zum Beispiel der 13-Jährigen in der ersten Missbrauchsszene mit dem Schwimmtrainer, auf einem Bildschirm mit allen Möglichkeiten der Bildschirmtechnik in sicherem Abstand imaginiert. Dabei achten wir darauf, dass die emotionale Erregung der Klientin im mittleren Bereich, also im neurophysiologischen Toleranzfenster bleibt (Zanota, 2018). Wird die Erregung zu stark, kann der Bildschirm oder das Bild selbst in größere Distanz gerückt werden.

- **Eintreten der Bergegestalt in die intrusive Traumatisierungsszene**
  Die Klientin gibt der Bergegestalt, zum Beispiel dem imaginierten Engel, den expliziten Auftrag, nun die Bergeaktion durchzufüh-

ren. Dabei ist wichtig, dass die Bergegestalt als kraftvolle Gestalt ganz präsent und klar imaginiert ist.

Nun bitten wir die Bergegestalt oder die Klientin als Erwachsene, mit ihrer ganzen Kraft und Energie in die Traumatisierungsszene auf dem Bildschirm zu gehen und sich zunächst zwischen das Täter-Imprint und den traumatisierten Ego-State zu stellen, sodass der traumatisierte Ego-State geschützt ist. Meist wird hier schon das Täter-Imprint in der Traumatisierungsszene depotenziert und dann im Sinne eines Platzverweises verwiesen (vgl. unten 4.3.2 und 4.3.3). Die Klientin aus Fallbeispiel 4 lässt die Ritterin mit ihrem Schwert in der Duschszene sich nun schützend vor das Mädchen stellen. Sie entmachtet den Schwimmtrainer und verweist ihn aus der Dusche.

- **Bergen der traumatisierten Ego-States aus der intrusiven Traumatisierungsszene**

  Wir leiten nun die potente Bergegestalt an, sich dem traumatisierten Ego-State, wie z.B. dem 13-jährigen Mädchen, zuzuwenden, es in ihre Arme zu nehmen, es zu beschützen und ihm zu sagen: »Ich schütze dich jetzt. Bei mir bist du ganz sicher. Und ich hole dich jetzt aus dieser schlimmen Situation heraus, die ein für alle Mal zu Ende ist.« Es wird betont, dass der intrusive Täter keine Macht mehr hat und dass die Traumatisierungsszene zu Ende ist und damit der Vergangenheit angehört, die nun nicht mehr wirksam werden kann.

- **Traumatisierter Ego-State wird zum sicheren und schützenden heilsamen Ort gebracht**

  Nun wird der traumatisierte Ego-State je nach Alter in den Armen getragen oder bei der Hand genommen und aus der Traumatisierungssituation gebracht. Dabei wird dem traumatisierten Ego-State gesagt: »Das Schlimme ist jetzt vorbei und es wird nie mehr passieren. Ich bringe dich an einen schützenden Ort, an dem du sicher bist und an dem es dir gut gehen wird.«

  Der traumatisierte Ego-State, wie z.B. der 13-jährige, wird nun an dem vorbereiteten schützenden und heilenden Ort beelternd versorgt. In aller Regel geschieht die Bergeaktion spontan und ganz automatisch. Wir unterstützen diesen Prozess mit knappen, rituell formulierten Anweisungen an die Bergegestalt.

- **Beenden und Distanzieren der Traumatisierungsszene**
  Die Klientin lässt nun abschließend die durch das Bergen transformierte Traumatisierungsszene auf dem Bildschirm kleiner und blasser werden. Es wird deutlich ausgesprochen, dass die damals schreckliche Traumatisierungsszene nun endgültig beendet und vergangen ist.

Gibt es verschiedene intrusive Traumatisierungsszenen, dann muss die Bergearbeit für die unterschiedlichen Szenen durchgeführt werden. Dabei kann man bei ausreichender Stabilität der Klientin mit der massivsten Traumatisierungsszene beginnen und dann die weiteren Traumatisierungsszenen bearbeiten. Manche Klientinnen möchten aber auch mit der am wenigsten belastenden Szene gewissermaßen wie zur Probe beginnen.

Ich betone an dieser Stelle noch einmal, dass bei der Bergeaktion meist schon eine erste Depotenzierung des Täter-Imprints in der Traumatisierungsszene und seine Externalisierung aus der Szene im Sinne eines Platzverweises durchgeführt werden.

Therapiedialog
Traumatransformation durch Bergearbeit

Ich zeige im folgenden Dialog den Prozess der Bergearbeit für das Fallbeispiel 2, bei dem der Junge sexuelle Gewalt durch den Klavierlehrer erfahren hat (s. S. 15 f., S. 46 und S. 101).

Therapeut: Ich möchte Sie bitten, die besprochene Szene jetzt auf dem Bildschirm auftauchen zu lassen.

Klient *nickt und schließt die Augen.*

Therapeut: Wenn Sie die Szene, in der der 9-jährige Paul von dem Klavierlehrer missbraucht wird, in gutem Abstand auf dem Bildschirm sehen, sagen Sie bitte Bescheid.

Klient: Ja, ich sehe dort jetzt, was der Klavierlehrer mit dem Jungen macht.

Klient *schluckt.*

Therapeut: Das ist schlimm und strafbar. Um das jetzt zu beenden, möchte ich Sie bitten, dass Sie als erwachsener Mann von heute mit Ihrem besten Freund an Ihrer Seite und mit meiner Unterstützung jetzt in die Szene gehen.

Klient *nickt:* Ich schreie den Klavierlehrer an. Der erschrickt.

Therapeut: Gut. Dann stoßen Sie jetzt als erwachsener Mann mit Ihrer ganzen Entschlossenheit den Klavierlehrer zur Seite.

Klient *nickt und ballt die Fäuste.*

Therapeut: Dann gehen Sie zu Paul und umarmen ihn. Sagen Sie ihm: »Das ist schlimm, was der Herr Maier mit dir gemacht hat. Das ist jetzt zu Ende und ich hole dich jetzt hier aus dieser schrecklichen Klavierstunde und dem Klavierzimmer heraus.«

Klient: Ich nehme den Jungen bei den Schultern und führe ihn aus dem Zimmer.

Therapeut: Das ist gut. Sagen Sie dem Jungen, dass das nun ein für alle Mal vorbei ist und dass der Klavierlehrer keine Macht mehr hat und er das Schlimme nie mehr mit Paul machen kann.

Klient: Der Junge ist ganz erleichtert und holt tief Luft.

Therapeut: Lassen Sie ihn die Erleichterung spüren und bringen Sie ihn zu dem schützenden und heilsamen Ort, den wir vereinbart haben.

4.2 Beelterungsarbeit und beginnende Heilung am schützenden heilsamen Ort

Nachdem nun der traumatisierte Ego-State aus der intrusiven Traumatisierungsszene geborgen ist und sich nun am schützenden und heilsamen Ort befindet, kann dieser dort seine Rettung spüren und erleben. Meist werden hier zuerst Erleichterung und Befreiung gespürt, sowohl vom geborgenen Ego-State als auch von der Klientin von heute. Ich erinnere daran, dass der traumatisierte, nun geborgene Ego-State auch der 25-jährige Ego-State, der vor drei Jahren die Traumatisierung durch das Würgen in Fallbeispiel 3 erlebt hat, sein kann. Die heute 28-jährige Klientin versorgt nun diesen geborgenen Ego-State.

Am schützenden heilsamen Ort wird der traumatisierte Ego-State, wie im nächsten Dialog illustriert, versorgt und beeltert:

- **Beeltern durch die Klientin oder eine ideale Elterngestalt**
  Die Beelterung wird durch die Klientin mit Unterstützung der Therapeutin, durch die Bergegestalt oder durch eine ideale Elterngestalt durchgeführt. Sie ermöglichen nun eine der intrusiven Traumatisierung entgegengesetzte heilsame elterliche Zuwendung und eine erste heilsame Versorgung, zum Beispiel sagt die ideale Elternfigur dem geborgenen Ego-State: »Ich bin jetzt ganz für dich da. Das Schlimme ist vergangen, auch wenn die Wunden noch sehr wehtun.«

- **Körperlicher Halt und Schutz am heilsamen Ort**
  Die beelternde Gestalt nimmt am schützenden heilsamen Ort den geborgenen Ego-State in die Arme und vermittelt durch den körperlichen Halt Schutz und Sicherheit: »Hier in meinen Armen und an diesem guten Ort bist du gut geschützt und ab jetzt ganz sicher. An diesem Ort hier kann nichts Schlimmes mehr passieren und hier wirst du bald ganz heil.«

- **Elterliche Empathie, Halten und Abfließen der Traumagefühle**
  Die beelternde Gestalt greift die Gefühle des geborgenen Ego-States auf, benennt sie, bringt sie zum Abfließen und erklärt, dass nun auch die Gefühle aus der Traumatisierungssituation allmählich gehen und vorbei sein dürfen: »Du bist vielleicht noch voller Angst, vielleicht bist du noch ganz eingefroren und deine Wunden tun noch sehr weh. Das darf hier da sein und das darf jetzt hier allmählich vorbeigehen.«

Die beelternde Gestalt lädt den geborgenen Ego-State jetzt am schützenden heilsamen Ort ein, die Traumagefühle und die Trauer über die Traumatisierung im Ausatmen, im Weinen oder im Abzittern nach außen zu bringen. Dabei gibt die beelternde Gestalt dem traumatisierten Ego-State und seinen Gefühlen ein haltendes Containing, damit die Gefühle ihn nicht überfluten, sondern gestaltet nach außen aus dem Körper abfließen können.

- **Beginnende Heilungsarbeit**
  Die beelternde Gestalt wendet sich nun schon den sichtbaren und stärksten Traumawunden zu und versorgt diese zum Beispiel durch das Auflegen einer Wärmeflasche oder eines Verbandes. Dies wird in Kapitel 5 weiter ausgeführt.

Dieser Prozess kann im Gespräch oder in einer leichten Tiefenentspannung, eingeleitet durch einige tiefe Atemzüge und bei geschlossenen Augen, durchgeführt werden. Wir leiten diesen Prozess an und lassen uns jeweils berichten, wie die Klientin imaginativ die Beelterungsarbeit durchführt. Dabei lassen wir sie spüren, wie lösend und tröstlich diese auf den geborgenen Ego-State und die Klientin selbst wirkt.

Therapiedialog
Beelterungsarbeit am schützenden heilsamen Ort

Ich greife hier das Fallbeispiel 4 (s. S. 32) auf. Die Klientin hat die Ritterin mit dem Schwert in die erste Traumatisierungsszene im Duschraum gehen, das 13-jährige Mädchen bergen und an den schützenden heilsamen Ort einer Insel bringen lassen.

Therapeut: Ihre Ritterin hat jetzt das Mädchen aus dieser schlimmen Szene im Duschraum herausgeholt und geborgen und auf Ihre schöne heilsame Insel gebracht.

Klientin *atmet tief durch.*

Therapeut: Ja, das ist sehr gut gelungen und tut jetzt einfach gut. Nun möchte ich Sie bitten, dass Sie als erwachsene

Frau zu diesem nun geborgenen Mädchen an den heilsamen Ort gehen und es dort in die Arme nehmen.

Klientin: Ich drücke sie ganz fest an mich.

Therapeut: Ja, spüren Sie, was das Mädchen jetzt als Erstes braucht.

Klientin: Das Mädchen zittert und ist ganz außer sich.

Therapeut: Dann sagen Sie ihr: »Du darfst zittern und vielleicht auch jetzt weinen, weil es sehr schlimm war.«

Klientin: Jetzt weint sie.

Therapeut: Das darf jetzt alles abfließen, aus dem Körper rausgehen. Sagen Sie ihr: »Ja, du darfst jetzt weinen und dein ganzer Schmerz darf jetzt mit deinen Tränen rauskommen und vorbei sein.«

Klientin: Das tut gut.

Therapeut: Schlüpfen Sie in die Person des Mädchens und spüren Sie als Marion, wie gut es tut, gehalten zu sein, zu weinen und die Gefühle vorbeigehen zu lassen.

Klientin *schluchzt und weint.*

Therapeut *spricht nun das Mädchen direkt an*: Ja, das Weinen tut dir gut und kann dich trösten, weil nun alles Schlimme vorbei ist und aus deinem Körper nach außen gehen kann.

Klientin *Das Weinen ebbt ab.*

Therapeut *direkt zum Mädchen:* Wenn du magst, kannst du dich nun auf dieser schönen Insel umschauen und es dir gut gehen lassen. Sie, Frau Maier, können sich daran freuen, wie es dem Mädchen jetzt dort auf der Insel immer besser geht.

An dem schützenden heilsamen Ort kann nun schon die Heilungsarbeit für den geborgenen Ego-State beginnen. So kann sich die Klientin dem geborgenen, aber noch verletzten und verwundeten Ego-State zuwenden, ihn tröstend in die Arme nehmen und die Verwundungen und Verletzungen versorgen, wie dies ausführlich in Kapitel 5 beschrieben wird.

4.3 Depotenzierung und Distanzierung des Täter-Imprints

4.3.1 Vorbereitung der Depotenzierungs- und Distanzierungsarbeit

Mit der Berge- und Beelterungsarbeit für die traumatisierten Ego-States haben wir die Basis für die Depotenzierung des Täter-Imprints geleistet, die wir nun mit der Klientin vorbereiten:

- **Erläutern und Erklären der Depotenzierungs- und Distanzierungsarbeit**
  Bei der Erläuterung der Prozesse der Depotenzierung des Täter-Imprints betonen wir, dass dies das Imprint, also den in die neurobiologischen Systeme des Organismus eingebrannten Abdruck darstellt, der damit verändert werden und nicht mehr destruktiv im Inneren der Person weiterwirken kann. Wir erläutern hier auch, dass das Täter-Imprint in aller Regel entmachtet und distanziert, aber nicht getötet oder vernichtet wird.

- **Vertrag zur Depotenzierungsarbeit**
  Wir schließen mit der Klientin einen förmlichen Vertrag für die Arbeit mit dem Täter-Imprint. Wichtig ist hier, dass kein aktueller und realer Täterkontakt besteht. Wir klären hier auch, in welcher intrusiven Traumatisierungsszene die Depotenzierung des Täters stattfinden soll. Wir erläutern der Klientin, dass wir in einem weiteren Schritt eine Depotenzierung des Täter-Imprints über eine Stuhlarbeit, über die Depotenzierungsbühne oder über eine imaginierte Gerichtsszene durchführen werden.

- **Empowerment der Klientin im Hier und Jetzt**
  Wir unterstützen die Klientin, ihre erwachsenen Fähigkeiten und Ressourcen abzurufen, sie zu aktualisieren und so zu verankern, dass diese in der Depotenzierungsarbeit zur Verfügung stehen. Gemeint sind hier Fähigkeiten wie das Nein-Sagen, das Abgrenzen oder die Selbstbehauptung.

- **Klären, wer die Depotenzierung durchführt**
  Wenn die Klientin sich stark und sicher genug fühlt, kann sie als Erwachsene von heute selbst die Depotenzierung durchführen. Das hat den Vorteil, dass sie hier ihre Selbstwirksamkeit gegenüber dem Täter-Imprint erlebt. Wir bitten sie, für die Depotenzierung eine Begleitgestalt zu imaginieren, die sie zusammen mit der Therapeutin bei der Entmachtung des Täter-Imprints begleitet und aktiv unterstützt.

- **Installation einer Depotenzierungsgestalt**
  Soll die Depotenzierung durch eine Depotenzierungsgestalt durchgeführt werden, während die Klientin an ihrem sicheren Ort ist, brauchen wir für die Entmachtung des Täter-Imprints und des internalen Täter-Komplexes eine machtvolle und starke Ressourcengestalt, die das Täter-Imprint bannen und entmachten kann. Sie sollte mit großer Kraft, Energie und Durchsetzungswillen ausgestattet sein. Dies kann auch die in der Bergearbeit eingesetzte Bergegestalt sein. Meist sind es Ritterfiguren, Kämpfergestalten wie Amazonen, Sagengestalten wie Siegfried mit einer unverwundbaren Haut, oft auch Superman oder Batman oder andere mächtige Comic- oder Filmfiguren, manchmal aber auch Personen aus dem Justizwesen wie Polizisten, Richter oder Staatsanwälte. Wir fragen die Klientin, wie diese Gestalt aussehen könnte und lassen sie in einer Tiefenentspannung oder Trance imaginieren. Dann leiten wir die Klientin an, mit dieser Depotenzierungsgestalt Kontakt aufzunehmen und ihre depotenzierende Macht zu spüren.

- **Einrichten und Erproben des sicheren Ortes für die Zeit der Depotenzierung**
  Wird die Depotenzierung durch eine Depotenzierungsgestalt durchgeführt, suchen wir mit der Klientin im Hier und Jetzt einen sicheren, schützenden Ort, an dem sie als Klientin und die schon geborgenen Ego-States während der Depotenzierungsarbeit sicher geschützt sind. Sie können dann von diesem sicheren Ort aus der Depotenzierung des Täter-Imprints zuschauen. Wir bitten die

Klientin, den imaginierten sicheren Ort, wie zum Beispiel eine sichere Burgfestung, aufzusuchen und zu prüfen, ob sie sich dort sicher genug fühlen kann, während nun die Depotenzierungsgestalt das Täter-Imprint entmachtet.

- **Installieren und Erproben eines Bildschirms**
  Wir führen die Depotenzierung des Täter-Imprints in den zentralen und massivsten intrusiven Traumatisierungsszenen wieder auf dem Bildschirm durch, sodass keine Retraumatisierung der Betroffenen durch das Wahrnehmen der Intrusion durch den Täter stattfindet. In aller Regel führen wir in einem weiteren Schritt eine Depotenzierung des Täter-Imprints auch auf einer imaginierten Depotenzierungsbühne und in einer imaginierten Gerichtsszene durch. Hierfür brauchen wir ebenfalls einen Bildschirm für das Bild einer Depotenzierungsbühne oder eines Gerichtssaales.

- **Installieren einer Depotenzierungsbühne oder eines Gerichtssaales**
  Meist führen wir im Anschluss an die Depotenzierung des Täter-Imprints in der konkreten intrusiven Traumatisierungsszene eine weitere Depotenzierung auf einer Depotenzierungsbühne und in einem imaginierten Gerichtsprozess (Schmucker IRRT, 2019a, b) durch, die wir als imaginiertes Bild auf dem Bildschirm installieren. An diesen Orten wird dann die Depotenzierung nach der Externalisierung des Täter-Imprints aus der Traumatisierungsszene, aus dem Trauma-Körper-Haus und aus dem Trauma-Selbst-Haus durchgeführt. Der Gerichtssaal ist für viele Klientinnen als offizieller und öffentlicher Raum des Rechtes und der Justiz hilfreich, ist doch das Verhalten der allermeisten intrusiven Täter justiziabel. Zudem ist mit der Institution der Justiz eine weitere unterstützende Macht zur Depotenzierung des Inneren Täters wirksam. Hier wird aber nicht mit dem Täter abgerechnet, sondern er wird nach den Rechtsgrundsätzen eines demokratischen Justizsystems verurteilt. Auch deshalb wird bei der Depotenzierungsarbeit keine Tötung oder Vernichtung des Täter-Imprints angestrebt.

- **Installieren der Stuhl-Methode**
  Ergänzend oder alternativ zur Depotenzierung auf der Depotenzierungsbühne können wir diese auch in einer direkten Konfrontation durchführen. Dabei nutzen wir die aus der Gestalttherapie bekannte Stuhlmethode. Wir stellen in einem sicheren Abstand einen Stuhl für das Täter-Imprint auf, das als Gegenüber in den Stuhl imaginiert wird. Die Stuhl-Methode hat den Vorteil, dass mit ihr über den gegenübergestellten Stuhl eine eindeutige Externalisierung und eine räumliche Distanzierung des Täter-Imprints erlebbar werden. Dabei ist zu beachten, dass wir hier keinen Stuhlwechsel durchführen. Die Klientin bleibt in der Erwachsenenposition in ihrem Stuhl als klares, eindeutiges und konfrontierendes Gegenüber zum Täter-Imprint. Die Therapeutin tritt zu ihrer Stärkung an ihre Seite und unterstützt sie mit rituellen Formulierungen bei der Depotenzierung des Täter-Imprints und des internalen Täter-Komplexes.

- **Installieren eines Verwahrortes für das Täter-Imprint und den internalen Täter-Komplex**
  Nach der Depotenzierung brauchen wir einen abgegrenzten Ort, an dem das Täter-Imprint und der internale Täter-Komplex verwahrt werden, damit sie für die Betroffenen nicht mehr bedrohlich und destruktiv wirksam sind. Hier nutzen wir die neurobiologisch angelegte Dissoziation bei der Traumatisierung, die wir nun bewusst als Instrument gegenüber dem Täter-Imprint anwenden. Wir fragen die Klientin, welcher sichere Verwahrort für den nun depotenzierten Inneren Täter passen könnte, sodass sie sich auch in Zukunft vor diesem sicher geschützt fühlen kann. Für manche Klientin ist das Gefängnis ein passender Verwahrort. Für andere liegt dieser Verwahrort weit in der Ferne, wie zum Beispiel auf dem Mond oder in der Tiefe des Weltalls. Oft schlage ich einen fernen Himmelskörper vor und lade die Klientinnen ein, den Inneren Täter sozusagen »auf den Mond zu schießen«. Man kann imaginativ auch eine große Mauer um diesen Verwahrort errichten und ihn durch Wächter sichern lassen. Mancher Klientin gefällt auch die Idee und das Wort der dauerhaften »Sicherheitsverwahrung«.

Für die hier beschriebenen Vorbereitungen brauchen wir eine Sitzung, auf die dann in der nächsten Sitzung die Depotenzierung in der ersten intrusiven Traumatisierungsszene folgt.

Therapiedialog
Vorbereitung der Depotenzierung

Hier greife das Fallbeispiel 4 »Sexuelle Gewalt durch den Schwimmlehrer« (s. S. 32 und S. 112) auf und stelle die wesentlichen Interventionen in diesem Therapiedialog vor:

Therapeut: Ich möchte in der heutigen Sitzung mit Ihnen die Entmachtung des Inneren Täters vorbereiten, nachdem Ihre Ritterin das 13-jährige Mädchen aus den zwei zentralen Missbrauchsszenen geborgen hat. Sind Sie bereit dazu?

Klientin: Ja.

Therapeut: Es geht darum, den Inneren Täter, also den Abdruck des Täters, den er bei seinem Eindringen in das Mädchen mit seinem Blick und seinem Zugreifen hinterlassen hat, diesen Täter also in diesen schlimmen Situationen zu entmachten. Prüfen Sie dafür, ob Sie als erwachsene Frau mit meiner Begleitung oder Ihre Ritterin mit dem Schwert diesen Täter entmachten soll.

Klientin: Ich glaube, es ist besser, es macht meine Ritterin. Ich schaue lieber zu.

Therapeut: Gut, dann lassen Sie Ihre Augen zufallen und lassen Sie die Ritterin vor Ihrem inneren Auge entstehen und fragen Sie sie, ob sie diese Entmachtung für Sie durchführen will.

Klientin: Ja, ich glaube, die freut sich schon.

Klientin *lächelt.*

Therapeut: Wir brauchen wieder unseren Bildschirm, auf dem dann die schlimme Szene auftaucht und den Täter zeigt. Wie sicher sind Sie im Umgang mit dem Bildschirm?

Klientin: Ich denke, das kann ich schon ganz gut.

Therapeut: Nach der Entmachtung sollten wir den entmachteten, wenn Sie so wollen, den klein gemachten Schwimmlehrer gut wegpacken oder wegschließen. An welchem Ort, ich nenne ihn Verwahrort, wollen Sie ihn denn unterbringen, damit er Ihnen und dem Mädchen in Ihnen nie mehr nahekommen kann?

Klientin: Am besten in einer großen Holzkiste, die ich dann am liebsten verbrennen würde.

Therapeut: Das mit dem Verbrennen geht nicht wirklich, weil der entmachtete Täter leider ein Teil Ihrer Lebensgeschichte ist und nicht ganz vernichtet werden kann. Aber wir können ihn so weit entmachten und dann wegpacken, dass er Ihnen wirklich nichts mehr antun kann.

Klientin: Ja, dann eine Holzkiste, die ich dann wie einen Sarg irgendwo weit weg vergrabe.

Therapeut: Das klingt doch ganz gut.

In diesem Therapiedialog wird der Wunsch der Klientin, das Täter-Imprint über das Verbrennen zu vernichten, zunächst zurückgewiesen (vgl. unten 4.4.1). Die Klientin bleibt bei ihrem Tötungswunsch und wählt dann als Abschluss das Bestatten und Beerdigen des Täter-Imprints. Diese Form des Vernichtens wird hier wie in 4.4.1 dargestellt als Ausnahme zugelassen, weil hier das Täter-Imprint symbolisch im Sarg und in der Erde sicher und in Distanz verwahrt wird.

4.3.2 Grundlegende Interventionsschritte der Depotenzierungs- und Distanzierungsarbeit

Die Depotenzierungsarbeit mit dem Täter-Imprint findet zunächst in den entscheidenden zentralen intrusiven Traumatisierungsszenen statt, in denen das Täter-Imprint durch das Imprinting entstanden ist. Im Anschluss daran findet zur Sicherheit und zur Festigung der Depotenzierung eine weitere Entmachtung auf der Depotenzierungsbühne oder in einem imaginierten Gerichtsverfahren statt. Schließlich ist eine weitere Depotenzierung nötig, nachdem die

Externalisierung des Täter-Imprints aus dem Trauma-Körper-Haus und Trauma-Selbst-Haus erfolgt ist. Hier nutzen wir vorzugsweise die Stuhlmethode der Gestalttherapie.

Wir arbeiten in allen drei Prozessebenen mit dem Täter-Imprint als dem eindringenden intrusiven Täter, und damit mit dem zentralen und destruktiven innersten Kern des Täter-Komplexes. Sehr häufig genügt für die Depotenzierung des gesamten Inneren Täters die Arbeit mit dem Täter-Imprint, weil mit seiner Depotenzierung der gesamte internale Täter-Komplex dekonstruiert wird und in seiner Macht in sich zusammenfällt. Sollte noch eine weitere Arbeit mit dem sekundären Täter-Introjekt und dem internalen Täter-Komplex nötig sein, wird dies gesondert durchgeführt (unten 4.4.4).

Für die Depotenzierungsarbeit sind nun folgende zentrale Prozessschritte nötig, die in der Regel auch aufeinander folgen. Immer wieder werden je nach spezifischer intrusiver Traumatisierung auch einzelne Prozessschritte vorgezogen oder auch mehrmals durchgeführt:

- **Begrenzung und Containing des Täter-Imprints**
  Wir bitten nun die Depotenzierungsgestalt oder die Klientin von heute, mit unserer Begleitung und Anleitung dem Täter-Imprint in der Traumatisierungsszene aufrecht und eindeutig gegenüberzutreten, es direkt anzuschauen und ihm zu sagen: »Stopp! Ich gebiete dir hiermit Einhalt und werde jetzt dein destruktives Handeln beenden.«
  In einer imaginierten Gerichtsszene eröffnet der Richter die Gerichtsverhandlung und konfrontiert den Täter mit seiner Straftat, zum Beispiel: »Hiermit ist die Verhandlung gegen Herrn Maler eröffnet. Dem Angeklagten wird sexuelle Gewalt gegen die Klientin als 13-Jährige zur Last gelegt.«
  Führt die Klientin mit unserer Begleitung eine Depotenzierung auf der imaginierten Depotenzierungsbühne durch, tritt sie dem imaginierten Täter-Imprint mit ihrer ganzen Potenz konfrontierend und begrenzend gegenüber. Das gilt auch für die Depotenzierung über die Stuhlarbeit.

- **Konfrontation des Täter-Imprints und Benennen der Strafbarkeit seines Verhaltens**
Wir leiten nun die Klientin von heute oder die Depotenzierungsgestalt an, das Täter-Imprint mit dem Unrecht bei der Intrusion eindeutig in ritueller Form zu konfrontieren: »Die Handlungen des Angeklagten stellen eine schwere Kindesgefährdung dar und sind strafbar« oder »Ich als erwachsene Frau werfe dir vor, dass du als Schwimmtrainer das 13-jährige Mädchen schwer missbraucht hast, und das ist strafbar.«
Hier ist vor allem wichtig, dass die Strafbarkeit des Handelns entsprechend dem Recht, zum Beispiel dem Sexualstrafrecht und der Gefährdung des Kindeswohls, benannt wird.

- **Depotenzierung und Entmachtung**
Die psychologische und symbolische Depotenzierung kann durch verschiedene differenzierte Techniken erreicht werden. Meist nutzen wir eine Kombination dieser verschiedenen Vorgehensweisen, sodass die Klientin deutlich spürt, wie das Täter-Imprint tatsächlich entmachtet und ungefährlich wird. Falls von der Klientin ein Töten oder Vernichten des Täter-Imprints angestrebt wird, gehen wir damit so um wie unten in 4.4.1 beschrieben.

Depotenzierung durch unmittelbare Konfrontation

Wir leiten die Klientin oder die Depotenzierungsgestalt an, dem Täter-Imprint aufrecht, mit festem Stand und erhobenem Haupt entgegenzutreten. Dann soll die Klientin oder die Depotenzierungsgestalt dem Täter-Imprint direkt in die Augen schauen und das Täter-Imprint mit klarer, entschiedener, auch scharfer Stimme ansprechen (Schmucker & Köster, 2019a, b). Neben dem Unrecht und der Strafbarkeit des traumatisierenden Täterhandelns werden die Schädigungen und die destruktiven Folgen für den traumatisierten Ego-State und dessen Geschichte bis heute eindeutig benannt: »Durch deine sexuelle Gewalt ist das Selbstwertgefühl und die sexuelle Entwicklung der 13-Jährigen bis heute massiv gestört und blockiert. Das hast du mit deiner Gewalt angerichtet.«

Depotenzierung durch Durchschauen und Entmythologisieren

Der direkte konfrontierende Blick in die Augen des Täter-Imprints signalisiert auf nonverbaler Ebene, dass der Innere Täter durchschaut ist (Schmucker & Köster, 2019a, b). Er wird mit seinen unlauteren, destruktiven Motiven, mit seinen Strategien und Tricks und seiner Machtposition konfrontiert. Bei dem Klavierlehrer aus Fallbeispiel 2 zum Beispiel so: »Heute durchschaue ich Sie. Sie haben Ihre Stellung als geliebter und idealisierter Lehrer missbraucht, um dem Jungen sexuelle Gewalt anzutun.«

Depotenzierung des Täter-Imprints durch Verweisen in die Vergangenheit

Die Klientin oder die Depotenzierungsgestalt entmachtet das Täter-Imprint, indem sie es in die Vergangenheit verweist und hier und heute seine Machtlosigkeit feststellt: »Du gehörst in die Vergangenheit. Du bist vergangen und vorbei und du bist heute machtlos. Du kannst dem Mädchen heute nichts mehr antun.« Wir können das Täter-Imprint auch dadurch bannen, dass wir es imaginativ als Schwarzweißfoto in einen Bildrahmen setzen, dieses Foto vergilben lassen und es dann in einen massiven, sicher verschließbaren Tresor geben.

Wir können die Klientin einladen, sich vorzustellen, dass das Täter-Imprint auf einer Zeitschiene zurückgehend immer kleiner wird und dann ganz aus dem Blick verschwindet. Die Klientin kann auf einer mit einer Schnur ausgelegten Timeline das Täter-Imprint in einem kleinen Symbol wie ein winziges Steinchen in der biografischen Vergangenheit zurücklegen und dort beispielsweise mit Bauklötzen »einmauern«.

Depotenzierung des Täter-Imprints durch Energieentzug und Minimieren

Wir können die Entmachtung unterstützen, indem wir die Klientin anweisen, das Imprint auf dem Bildschirm über die Fernbedienung schrumpfen, grau und leblos werden oder verblassen zu lassen (Peichl, 2021), um ihm damit die Energie zu entziehen. Bildliche Analogien wie Luft aus einem prall gefüllten Reifen entweichen lassen, einen Staudamm ablassen oder eine Batterie entladen, helfen der Klientin, dem Täter-Imprint die Energie und damit die Handlungsmacht zu entziehen. Manche Klientinnen stellen sich auch vor, dass eine starke Zauberin das Täter-Imprint in eine kleine graue Maus oder in einen Stein verwandelt. Die Maus wird in einen Käfig gesperrt oder der Stein wird an einem fernen Gebirgsort abgelegt.

Depotenzierung des Täter-Imprints durch Distanzierung
Wir bitten die Klientin oder die Depotenzierungsgestalt, das nun minimierte, entzauberte oder verblasste Täter-Imprint weit wegzuschicken und zu distanzieren. Dabei kann das Täter-Imprint noch ein weiteres Mal kleiner und unscheinbarer werden. Wir können die Klientin bitten, das Täter-Imprint nun durch das umgekehrte Fernglas als winzige, weit weggerückte Gestalt zu sehen.

- **Bestrafung des Täter-Imprints und juristische Konsequenzen**
Für manche Klientinnnen sind Bilder aus dem juristischen und strafrechtlichen Bereich sehr hilfreich, besonders dann, wenn der Täter nicht aus dem eigenen Familienumfeld stammt. Sie stellen sich dann vor, wie bei der Verhandlung bei Gericht das Urteil und die entsprechende juristische Konsequenz, also das Strafmaß, verkündet werden. Die depotenzierende Ressourcengestalt, hier der Richter, formuliert die juristischen Konsequenzen, zum Beispiel: »Ich, die Richterin, verurteile Sie wegen dieser strafbaren Handlungen an dem 13-jährigen Mädchen zu einer lebenslangen Haftstrafe.« Schließlich nehmen bewaffnete Polizisten den Täter fest, legen ihm Handschellen an, führen ihn ab, setzen ihn in den Polizeiwagen und bringen ihn zuletzt im Gefängnis unter. Die Strafe darf nicht von der Rache bestimmt sein, sondern sie soll einerseits den Täter zur Eigenreflektion anregen und zum anderen soll sie einen – wenngleich winzigen – Ausgleich für den Schaden, den der Täter angerichtet hat, darstellen.

- **Umgang mit möglicher Betroffenheit, Reue und Einsicht beim Täter-Imprint**
In den beschriebenen Konfrontationsprozessen, besonders auch bei der imaginierten Gerichtsverhandlung, gibt es manchmal beim Täter-Imprint ein Zeichen der Betroffenheit, der Reue und des Schuldbekenntnisses. Dann fragen wir die Klientin, ob sie diese Zeichen als ernst und echt erlebt und ob sie sich auf einen Dialog einlassen möchte. Dann kann an dieser Stelle eine Verhandlungsarbeit (Kachler, 2021) mit dem Ziel einsetzen, dass das Täter-Imprint und der Innere Täter sich entschuldigen und eine symbolische Wiedergutmachung leisten. Die Klientin kann die Entschuldigung für sich und die traumatisierten Ego-States von damals annehmen, vielleicht sogar sich mit dem Inneren Täter versöhnen. Für eine Versöhnung sollte sich die Klientin Zeit nehmen und sie langsam bei sich wachsen lassen. Sie kann dies auch offenlassen, mindestens so lange, bis dann die im nächsten Kapitel beschriebene Traumaheilung durchgeführt wurde.

- **Deponieren des Täter-Imprints an einem Verwahrort**
Wir bitten nun die Klientin oder die Depotenzierungsgestalt, das entmachtete Täter-Imprint an den vorbereiteten Verwahrort wie zum Beispiel ein Gefängnis oder ein weit entferntes Eiland zu verbringen und es dort ganz sicher und in großem Abstand unterzubringen. Die Klientin kann eine Wächterin aufstellen, die sie warnt, falls das Täter-Imprint wieder nahekommen wollte. Dann kann sie das Täter-Imprint erneut wieder wegschicken. Wir stellen dabei in Aussicht, dass sich der depotenzierte Innere Täter dort über die Zeit weiter transformiert, weiter schwächer wird und sich vielleicht sogar ganz in Luft auflösen wird. Die Klientin wird das daran merken, dass sie den Inneren Täter in ihrem Alltag immer öfter und dann auch ganz vergessen wird.

- **Depotenzierung des Inneren Täters vom traumatisierten Ego-State und von der Klientin bewusst erleben lassen**
Jeden Schritt der Entmachtung des Täter-Imprints lassen wir den traumatisierten Ego-State und die Klientin spüren, indem wir im-

mer wieder fragen: »Wie spürt der 9-jährige Junge die Entmachtung des Klavierlehrers im Körper jetzt?« und »Wie erleben Sie heute als Erwachsener die Entmachtung des damals so mächtig erscheinenden Klavierlehrers?«. Wir lassen dann die Gefühle der Erleichterung, der Befreiung vom Täter-Imprint, manchmal auch den Triumph oder den Stolz über die gelungene Entmachtung spüren: »Ja, spüren Sie jetzt in Ihrem Körper die Erleichterung und Befreiung. Atmen Sie tief durch, nehmen Sie die Erleichterung mit dem Einatmen in den Körper, legen Sie die Hand auf die Körperstelle der Befreiung, verankern Sie diese an dieser Körperstelle und genießen Sie das jetzt.«

Wurde das Täter-Imprint nun depotenziert, distanziert und verwahrt, können seine ebenfalls im Inneren der Betroffen hinterlassenen toxischen Elemente und Verhaltensprogramme detoxifiziert und entfernt werden. Dieser Prozess kann zum Teil mit der Depotenzierung des Täter-Imprints erfolgen, in aller Regel braucht es noch einmal eine eigene Sitzung der Detoxifikation und Deprogrammierung:

- **Detoxifikation**
  Nun werden die toxischen Botschaften des Täter-Imprints, wie zum Beispiel die Schuldzuweisung an die Betroffenen, bewusst formuliert und deren strategischer Einsatz durch den Täter benannt und erklärt. Wir bitten die Klientin, sich diese toxischen Botschaften wie einzelne Giftflaschen mit entsprechenden Aufschriften vorzustellen, um dann das darin enthaltende Gift in den Ausfluss zu kippen.

- **Deprogrammierung von Verhaltensanweisungen des Täters**
  Verhaltensanweisungen des Täters, die dann als autonome Programme und Bots in den Betroffenen wirkten, werden auf dieselbe Weise entschlüsselt, entkräftet und zum Beispiel in der Vorstellung von einer Festplatte gelöscht.

Die hier beschriebenen Prozessschritte werden auf die jeweilige intrusive Traumatisierung und auf die verschiedenen Täter-Imprints ganz spezifisch angewandt.

Therapiedialog

Depotenzierung des Schwimmlehrers auf der Depotenzierungsbühne

Nach der Stabilisierungsarbeit, nach der Bergung des 13-jährigen Mädchen aus den beiden Traumatisierungsszenen in der Dusche und im Schwimmbecken und der Depotenzierung des Schwimmlehrers in diesen beiden Szenen (s. S. 118) möchte die Klientin das Täter-Imprint des Schwimmlehrers noch einmal ganz bewusst konfrontieren und entmachten. Wir nutzen hier nicht die imaginierte Gerichtsszene, sondern die Depotenzierungsbühne.

Therapeut: Wir wollen heute wie besprochen den Schwimmlehrer als den gespeicherten Täter in Ihnen nochmals konfrontieren und entmachten. Sind Sie bereit dazu?

Klientin *nickt:* Auf jeden Fall.

Therapeut: Ich möchte Sie bitten, sich bei offenen oder geschlossenen Augen auf dem Bildschirm eine Bühne wie in einem Theater vorzustellen.

Klientin *nickt.*

Therapeut: Das 13-jährige Mädchen ist jetzt an seinem sicheren Ort nach der Bergung. Sie selbst als erwachsene Frau möchten mit meiner Unterstützung und Ihrer guten, so starken Freundin jetzt den Täter noch einmal entmachten.

Klientin: Ja, die ist schon an meiner rechten Seite.

Therapeut: Gut. Dann lassen Sie das Bild des Täters, also den Schwimmlehrer, auf der Bühne auftauchen. Sie sind noch nicht auf der Bühne, sondern schauen mit Abstand auf die Bühne. Was spüren Sie, wenn Sie den Täter da vorne auf der Bühne sehen?

Klientin: Eine Mordswut.

Therapeut: Gut. Dann nehmen Sie diese Mordswut als Power und gehen zusammen mit Ihrer Freundin auf die Bühne und treten Sie aufrecht und stark dem Täter jetzt als erwachsene Frau gegenüber.

Klientin: Ja, ich schaue ihm direkt in die Augen.

Therapeut: Was möchten Sie ihm jetzt sagen? *Pause* Sagen Sie es ihm direkt. Ihre Freundin ist dabei an Ihrer Seite.

Klientin *ihre Wut ist zu spüren*: »Du hast mich als Mädchen furchtbar missbraucht und geschädigt.«

Therapeut: Sagen Sie ihm, dass das jetzt vorbei ist und nie mehr geschehen kann.

Klientin: Du kannst dem Mädchen und mir niemals mehr so etwas Schreckliches antun.

Therapeut *als direkte Anrede an Täter-Imprint*: »Ja, deine Macht ist vorbei. Du bist jetzt ein kleines Nichts.«

Klientin *nickt:* Endlich ist es vorbei.

Therapeut: Lassen Sie diesen Schwimmlehrer von damals jetzt zusammenschrumpfen, ganz klein werden, und schicken Sie ihn in die Vergangenheit, so als kleines Männchen.

Klientin: Das ist gut.

Therapeut: Spüren Sie die Erleichterung! Nehmen Sie diese beim Einatmen in den Körper.

4.3.3 Depotenzierung und Distanzierung des Täter-Imprints in der intrusiven Traumatisierungsszene

Da das Täter-Imprint besonders in der traumatisierenden Intrusionsszene entsteht, ist es wichtig, es genau hier zu depotenzieren. Diese Depotenzierung des Täters in der Traumatisierungsszene wird in aller Regel vor dem Bergen des betroffenen Trauma-States durchgeführt, und erst im Anschluss daran wird der traumatisierte Ego-State geborgen und an den schützenden heilsamen Ort gebracht.

Wenn es verschiedene traumatisierende Situationen gibt, dann bearbeiten wir die Täter-Imprints in jeder dieser Szenen, damit das gesamte Täter-Imprint entmachtet wird. Bei ähnlichen, sich wiederholenden Szenen bearbeiten wir die Szene, in der die Intrusion und Penetration durch den Täter am massivsten erlebt wurde, und prüfen, ob in den weiteren Szenen ebenfalls das jeweilige Täter-Imprint depotenziert werden muss.

Die Depotenzierung des Täter-Imprints in der Traumatisierungsszene nutzt die oben beschriebenen Methoden der Entmachtung:

- **Visualisierung des Täter-Imprints in der Traumatisierungsszene auf dem Bildschirm**
  Wir lassen die vorher abgesprochene zu bearbeitende Traumatisierungsszene und damit das Täter-Imprint auf den Bildschirm projizieren, den wir in sicherem Abstand zu der Betroffenen platzieren lassen. Oft berichten die Klientinnen von einem Film der Traumatisierungsszene. Dann bitten wir die Klientin, den Film an der massivsten Einzelszene anzuhalten und diese Szene nun klar und eindeutig auf den Bildschirm zu bannen. Wir achten darauf, dass die Klientin sich im psychophysiologischen Toleranzfenster zwischen berechtigter Aufregung und gelassener Sicherheit befindet.

- **Eintreten der erwachsenen Klientin oder der Depotenzierungsgestalt in die Intrusionsszene**
  Wir bitten die Klientin, mit unserer Begleitung oder der Begleitung durch eine Helfergestalt in die Traumatisierungsszene auf dem Bildschirm mit Entschlossenheit und Kraft einzutreten und dem Täter-Imprint gegenüberzutreten. Dieselbe Anweisung geben wir der Depotenzierungsgestalt, wenn diese die Entmachtung des Täter-Imprints durchführt.

- **Stoppen und Beenden des intrusiven Handelns des Täter-Imprints**
  Die Depotenzierungsgestalt oder die Klientin tritt nun dem Täter-Imprint entgegen und fordert es klar, deutlich und scharf auf, sein traumatisierendes, intrusives Handeln sofort zu beenden. Das Täter-Imprint wird aufgefordert, in die Augen der Depotenzierungsgestalt oder der Klientin zu schauen, sodass es sich nicht mehr hinter seiner bisherigen Machtposition und seinem traumatisie-

renden Agieren verbergen kann. Es wird als intrusiver Täter damit bloßgestellt und für die Entmachtung angreifbar gemacht.

- **Depotenzierung und Distanzieren als Platzverweis**
  Nun wird das Täter-Imprint in seinem Handeln und in seiner Macht mit den oben beschriebenen Methoden der Depotenzierung, zum Beispiel durch ein Schrumpfen, begrenzt und dann aus der Traumatisierungsszene wie bei einem Platzverweis mit einer klaren Anweisung wie »Verschwinde von hier ein für alle Mal. Du hast hier nichts mehr verloren« verwiesen. Eine andere Möglichkeit besteht darin, das Täter-Imprint von Polizisten in ein Untersuchungsgefängnis abführen zu lassen, um dann später eine weitere Depotenzierung in einer Gerichtsverhandlung durchzuführen.

- **Traumatransformation als Auflösen der Traumatisierungsszene**
  Mit dem distanzierenden Platzverweis des Täter-Imprints aus der intrusiven Traumatisierungsszene hat sich diese nun grundlegend verändert, weil das Täter-Imprint seine Gefährlichkeit für den traumatisierten Ego-State und für die Klientin von heute verloren hat. Falls bisher der traumatisierte Ego-State noch nicht geborgen wurde, führen wir jetzt die Bergearbeit durch.
  Dann lassen wir diese Szene ohne den Täter auf dem Bildschirm klein werden und verblassen. Nun kann diese veränderte Szene, die nicht mehr emotional belastend oder retraumatisierend wirken kann, in die eigene Biografie als vergangen eingeordnet werden. Damit ist die Traumatransformation dieser Traumatisierungsszene mit der Bergearbeit und der Depotenzierung des Täter-Imprints abgeschlossen. Wir prüfen in der nächsten Sitzung, ob es noch emotional wirksame Reste vom Täter-Imprint in der bearbeiteten Szene gibt. Sollte dies der Fall sein, wird die Entmachtung wiederholt oder die Depotenzierung in einer Gerichtsverhandlung angeschlossen.

Im Anschluss an die Depotenzierung in der Traumatisierungsszene wird meist in der nächsten Sitzung die oben beschriebene imaginierte Gerichtsverhandlung oder die Täter-Depotenzierung auf der Depotenzierungsbühne oder mit der Stuhlarbeit durchgeführt. Erst mit der Verurteilung oder der Entmachtung des Täters als Gegenüber in einem Stuhl oder in einer Konfrontation auf der Depotenzierungsbühne ist die Depotenzierung des Täter-Imprints abgeschlossen.

Therapiedialog
Depotenzierung der Jugendgang in der Traumatisierungsszene

Wir greifen zur Illustration der Depotenzierung des Täter-Imprints das Fallbeispiel 7 auf, in dem der 14-jährige Junge durch eine Jugendgang sexuelle und körperliche Gewalt erfährt (s. S. 60).

Therapeut: Wir haben in der letzten Sitzung schon vorbereitet, dass Sie heute die Jugendgang und besonders deren Anführer entmachten wollen. Sie haben als Helfer an Ihrer Seite als erwachsener Mann von heute einen riesigen Hund gewählt.

Klient: Ja, mit dem sollte es mir gelingen, diese Typen klein zu machen.

Therapeut: Wenn Sie jetzt diese Szene heute auf dem Bildschirm sehen und sehen, wie es dem Maxi da erging, was spüren Sie jetzt?

Klient: Eine Stinkwut.

Klient *ballt die Fäuste.*

Therapeut: Dann nehmen Sie die Wut und den riesigen Hund und gehen Sie in diese Szene. Stellen Sie sich mit Ihrem Hund den Tätern so gegenüber, dass Maxi jetzt gut geschützt ist. Und schreien Sie die Täter an: »Hört auf damit, aber ganz schnell!«

Klient: Ja, ich brülle Sie an: »Lasst den Maxi in Ruhe, sonst hole ich die Polizei!«

Therapeut *direkt an die Täter:* »Das ist kriminell und Körperverletzung, was ihr hier mit dem Jungen macht.«

Therapeut: Wie reagieren die Kerle? Lassen Sie die Typen in ihrer

Angst einschrumpfen und ganz klein werden, wie so Zwerge.

Klient: Die schauen mich erstaunt an. Jetzt bellt der Hund sie an und springt sie an. Jetzt bekommen sie Angst. Ich stelle mir vor, der Hund frisst sie jetzt.

Therapeut: Wie geht es dem Maxi damit?

Klient: Der ist ganz erleichtert.

Therapeut: Dann nehmen Sie ihn an der Hand und gehen zu dem schützenden heilsamen Ort, zum Bauernhof Ihres Onkels. Dort ist er jetzt geschützt, dort kann er seine Angst loswerden und dort werden seine Wunden vom Sturz versorgt.

4.3.4 Externalisierung des Täter-Imprints und des internalen Täter-Komplexes aus dem Trauma-Körper-Haus und anschließende Depotenzierung

Erst nach der Stabilisierungsarbeit, der Bergung der traumatisierten Ego-States aus den verschiedenen intrusiven Traumatisierungsszenen und erst nach (!) der Depotenzierung des Täter-Imprints in den intrusiven Traumatisierungsszenen kann die Externalisierung des Täter-Imprints und nun auch des ganzen internalen Täter-Komplexes aus dem Trauma-Körper-Haus und seine anschließende Depotenzierung stattfinden. Das Täter-Imprint ist wie in Kapitel 2 gezeigt auf vielen Ebenen des Körpers bis zur Ebene des Immunsystems, der Epigenetik und des Telomersystems eingeprägt, sodass eine Externalisierung des Täter-Imprints aus dem Körper für die Traumaheilung unbedingt nötig ist.

Bei präverbalen oder ganz dissoziierten intrusiven Komplextraumatisierungen ist der Weg über die abgespeicherten Körperempfindungen und -reaktionen meist der einzige Zugang zum Traumaerleben und zum Täter-Imprint im Körper. Der Zugang über die Körpergefühle und Körperreaktionen zu einem präverbalen Traum kann nur in kleinsten Schritten nach dem Prinzip des Titrierens nach Levine (Levine, 2016; Zanotta, 2018) erfolgen.

Die Externalisierung des Täter-Imprints und des ganzen internalen Täter-Komplexes aus dem Trauma-Körper-Haus erfolgt über die natürlichen Abwehr- und Ausstoßungsreaktionen des Körpers (Kapitel 3.4.2), die trotz deren Blockade bei der Intrusion des Täters als Grundfähigkeiten des Körpers erhalten geblieben sind. Sollten sie massiv durch den Täter gestört sein, müssen wir sie wieder neu einüben und knüpfen dabei an der archaischen, biologischen Grundausstattung des Menschen zur Gegenwehr an.

- **Körperorte der Täter-Präsenz spüren und aufsuchen lassen**
  Sehr häufig wissen die Klientinnen, an welcher Stelle des Körpers oder in welchem Nahraum, zum Beispiel rückwärtig über dem Nacken schwebend oder im Rücken drohend lauernd, das Täter-Imprint sich befindet. Wir lassen die Klientin wieder in einer Body-Map einzeichnen, an welchen Körperstellen das Täter-Imprint sitzt. Wir erläutern, dass nun der schon depotenzierte, aber noch im Körper sitzende Innere Täter nach außen gebracht werden wird. Wir lassen die Klientin an diese Körperstelle spüren und verbinden dies mit dem Impuls, den Inneren Täter aus dieser Körperstelle auszustoßen: »Spüren Sie an der in der Body-Map eingezeichneten Stelle nun den schon entmachteten Täter, um ihn aus dem Körper nach außen zu stoßen.« Die Externalisierung des Täter-Imprints erfolgt über die natürlichen Ausstoßungsreaktionen wie Ekel und Erbrechen und über die Wut als Ausstoßungsenergie.

- **Empörung und Wut als Ausstoßungsenergie in Aktion umsetzen**
  Wir bitten die Klientin, ihre Empörung über die Taten des Täters zu spüren und diese als Wut zu verstärken. Im sicheren Therapieraum und mit der Begleitung der Therapeutin können nun die Empörung und die Wut ohne Gefahr, vom Täter dafür bestraft zu werden, gespürt und zugelassen werden. Sehr häufig erfolgt die Ausstoßung des Täters sehr explosiv, deshalb müssen wir dem Körper der Klientin einen guten, haltenden Rahmen geben. Die Wut gibt den Impuls, den Täter aus dem Körper über eine Ausstoßungsgeste kraftvoll und energisch zu externalisieren.

Wir bitten die Klientin aufzustehen, einen sicheren Stand zu finden, beide Hände an den Körperort der Täterpräsenz, zum Beispiel im Bauchbereich, zu legen, diese zu Fäusten zu ballen und sie dann stoßartig vom Körper wegzubewegen, um damit das Täter-Imprint aus dieser Körperregion energisch und entschieden nach außen zu stoßen. Dies wird unterstützt mit der Aufforderung, das Täter-Imprint mit einem kräftigen Atemstoß in die noch besetzte Körperregion und einem lauten Schrei zu externalisieren. Wir leiten die Klientin an, ihr Zwerchfell zu spüren und mit dessen Kraft nun das Täter-Imprint mit einem archaischen, lauten Schrei nach außen mit einem Atemstoß aus dem Zwerchfell hinauszuschreien. Im nächsten Schritt lassen wir die Klientin kurze Sätze wie »Raus mit dir«, »Weg mit dir ein für alle Mal« oder »Hau ab, für immer« schreien. Dabei achten wir darauf, dass diese Sätze mit voller Kraft und mit geballten, wegstoßenden Fäusten geschrien werden.

- **Ekel und Impuls zum Erbrechen und Ausspucken spüren lassen**
  Besonders bei sexuellen Übergriffen, aber auch wenn Betroffene zum Beispiel als Kind mit Gewalt zum Essen gezwungen wurden, gibt es massive Ekelgefühle (Vogt, 2010) und Impulse zum Würgen und Erbrechen. Wir bitten die Betroffenen, aus diesen Impulsen heraus das Täter-Imprint nach außen zu erbrechen. Wir können ihnen dabei auch einen Eimer zur Verfügung stellen, in den sie den Inneren Täter und seine toxischen Rückstände im Körper imaginativ erbrechen können. Für die Klientin aus Fallbeispiel 1 mit der Vergewaltigung im Koma lautet der Impuls zum Beispiel: »Wenn Sie jetzt den Ekel über das Eindringen des Täters spüren, dann lassen Sie ihn jetzt stärker werden, damit Sie darüber den Täter ausstoßen können. Sie können ihn sozusagen jetzt nach außen in diesen Eimer hier würgen, spucken und erbrechen.«
  Die Klientin kann sich vorstellen, dass der Täter in kleinen Stücken im Erbrochenen liegt und dass sie dann das Erbrochene in eine Toilette leert und wegspült.

- **Beschmutzungsgefühle und Impuls zum Abwaschen spüren lassen**
  Besonders bei sexuellen Übergriffen durch einen intrusiven Täter gibt es bei den Betroffenen den Wunsch, diese Berührungen und damit den Täter und die erlebte Beschmutzung abzuwaschen. Wir leiten die Klientin an, die Beschmutzungsgefühle zuzulassen, sich in einem imaginierten Reinigungsbad und dann zu Hause zum Beispiel unter der Dusche bewusst und rituell zu reinigen. Hier ist allerdings zu beachten, dass damit der Täter nicht aus (!) dem Trauma-Körper-Haus externalisiert wird und Reinigungsrituale deshalb für eine Externalisierung aus dem Körper nicht ausreichen.

- **Visualisierung des externalisierten Täter-Imprints als Gegenüber**
  Über die beschriebenen Ausstoßungsreaktionen wird das Täter-Imprint externalisiert, indem es imaginativ mit den Händen gepackt und als Gegenüber in den Raum gestellt oder in den gegenüber aufgestellten Stuhl gesetzt wird. Wichtig dabei ist, dass die Klientin während des ganzen Prozesses steht und die Therapeutin an ihrer Seite ist, wenn sie nun die Depotenzierung des gegenüber stehenden oder sitzenden imaginierten Täters anleitet. Wir leiten die Klientin aus Fallbeispiel 3 an, den Partner in einen gegenüber stehenden Stuhl zu stoßen: »Nachdem Sie nun diesen gewalttätigen Mann aus Ihrem Körper hinausgeschrieen haben, stoßen Sie ihn hier in diesen Stuhl.«

- **Depotenzierung des externalisierten Täter-Imprints im Außenraum**
  Steht das Täter-Imprint nun gegenüber oder sitzt es im Stuhl, bleibt die Klientin stehen, aktiviert noch einmal die Empörung und Wut, um das Täter-Imprint anzuschreien und es mit voller Kraft mit seinem destruktiven Handeln zu konfrontieren. Die Therapeutin gibt Anregungen für knappe, rituell formulierte Sätze, die laut und kräftig ausgesprochen oder geschrien werden: »Du bist nun ein für alle Mal aus meinem Körper draußen«, »Du kleiner gemeiner Kerl. Du bist jetzt nur noch ein Nichts« oder: »Du Schwein, schrumpfe zusammen.«

Dann wird mit den oben beschriebenen Methoden der Depotenzierung, wie zum Beispiel dem Schrumpfen des Täter-Imprints, weitergearbeitet. So kann die Klientin das Täter-Imprint imaginativ schrumpfen lassen oder ihm die Energie entziehen. Als Abschluss wird das depotenzierte Täter-Imprint entweder aus dem Therapiezimmer an einen fernen Verwahrort verwiesen oder in einen vorbereiteten Karton verpackt, der dann bei der Therapeutin verbleibt.

- **Prüfen, ob es noch täterbesetzte Stellen im Körper gibt**
  Wir bitten die Klientin, in einem Body-Scan zu prüfen, ob es noch weitere vom Täter-Imprint besetzte Körperregionen gibt. In diesem Falle wiederholen wir für diese Körperregionen und das noch dort sitzende Täter-Imprint das beschriebene Procedere.

- **Befreite Körperregion spüren und Befreiung verankern**
  Nun lassen wir die Klientin die vom Täter-Imprint befreiten Körperregionen spüren, wir verankern diese Befreiung über das Einatmen dieser Erfahrung und darüber, dass wir die Klientin ihre Hand auf die befreite Körperregion legen lassen. Wir bitten sie, in einem beschwingten Umhergehen im Raum oder im Ausschütteln der Arme die Befreiung zu spüren und umzusetzen. Entsprechend geben wir zum Beispiel die Anregung, tänzelnd oder hüpfend durch die Straßen zu gehen. Wir bitten die Klientin, ein Symbol der Befreiung vom Täter-Imprint zu finden, dieses zu malen oder im Internet als Foto zu finden und auszudrucken.

- **Wiedereinsetzung der Abwehrreaktionen**
  Nachdem das Täter-Imprint aus dem Trauma-Körper-Haus externalisiert und anschließend depotenziert wurde, setzen wir nun die bei der Intrusion durchbrochenen Abwehrreaktionen wieder in ihrer Funktion ein. Zwar stellt das depotenzierte Täter-Imprint nun keine Gefahr mehr dar, dennoch befürchten manche Klientinnen, dass sich der Innere Täter wieder annähern könnte. Dann kann die Klientin ihn mit den wieder eingesetzten Abwehrreak-

tionen wie dem Ballen der Fäuste abwehren, draußen halten, wegstoßen und wegschicken. Schließlich stärkt das Wiedereinsetzen der natürlichen Abwehrreaktionen auch die allgemeine Abgrenzungsfähigkeit und das Ich der Klientin.

Therapiedialog
Externalisierung des Täters aus dem Trauma-Körper-Haus über Empörung und Wut

Wir greifen hier das Fallbeispiel 1 »Vergewaltigung in Bewusstlosigkeit« (s. S. 15) auf:

Therapeut: Sie haben den Täter schon in der von Ihnen nicht bewusst erlebten, aber für die Depotenzierung imaginierten Traumatisierungsszene und dann in einer Gerichtsverhandlung depotenziert. Nun wollen wir ihn wie besprochen aus Ihrem Körper externalisieren, sodass auch Ihr Körper-Haus frei werden kann. Ist das in Ihrem Sinne?

Klientin *nickt und fasst sich unwillkürlich mit beiden Händen an die Beckenregion.*

Therapeut: Welche Emotion hilft Ihnen, jetzt den Täter aus dieser Körperregion auszustoßen?

Klientin: Ich habe eine ungeheure Wut auf diesen Scheißkerl.

Therapeut: Ich bitte Sie, aufzustehen und Ihre so berechtigte Wut stärker werden zu lassen. Ballen Sie Ihre Hände auf Ihrer Bauchregion jetzt zu Fäusten. Dann stoßen Sie mit Ihren Fäusten den Täter aus sich heraus, zusammen mit einem kräftigen Atemstoß und einem Wutschrei.

Klientin *schreit:* »DuTeckskerl!«

Therapeut: Schreien Sie ihn an: »Ganz raus aus mir. Weg mit dir.«

Klientin *schreit:* »Hau ab!«

Therapeut *direkt an Täter-Imprint:* »Ja, raus mit dir. Es ist aus mit dir. Du hast keine Macht mehr.«

Klientin *zittert und beginnt zu weinen.*

Therapeut: Ja, lassen Sie auch die Trauer und den Schmerz über diese schlimme Tat aus dem Körper fließen.

Klientin *beruhigt sich.*

Therapeut: Wie spüren Sie jetzt die Befreiung in Ihrem Körper?

Klientin: Ganz leer, aber doch erleichtert.

In der nächsten Sitzung wird die Externalisierung des Täter-Imprints über das Ekelgefühl und den Impuls zum Erbrechen fortgesetzt.

4.3.5 Externalisierung des Täter-Imprints und des internalen Täter-Komplexes aus dem Trauma-Selbst-Haus und anschließende Depotenzierung

Nach der Externalisierung aus dem Körper-Haus prüfen wir nun, in welchen Bereichen des Ichs und des Selbst das Täter-Imprint präsent ist und destruktiv wirkt. Ziel ist es auch hier, das Täter-Imprint und nun auch den gesamten internalen Täter-Komplex aus dem Selbst-Haus zu externalisieren und das Selbst-Haus wieder frei zugänglich werden zu lassen. Dies lässt sich am Fallbeispiel 6 »Traumatisierung durch Raub« illustrieren, bei dem es darum geht, den Täter gefühlt aus dem realen Haus und damit aus dem Selbst-Haus zu externalisieren und zu depotenzieren. Ich erinnere auch hier daran, dass vor diesem Prozess das Täter-Imprint in den Traumatisierungsszenen und anschließend über die Depotenzierungsbühne, eine Stuhlarbeit oder eine Gerichtsszene schon depotenziert wurde. Ebenso ist dem nun im Folgenden beschriebenen Prozess auch die Externalisierung aus dem Trauma-Körper-Haus vorangegangen. Die Externalisierung aus dem Trauma-Selbst-Haus geschieht in folgenden Schritten:

- **Abfragen von psychischen Symptomen infolge der Besetzung durch das Täter-Imprint**

  Wir prüfen mit der Klientin, in welchen Bereichen des Selbsterlebens und ihrer Beziehungen sie sich vom Inneren Täter und dessen destruktiver Gewalt noch eingeschränkt und blockiert fühlt. Fühlt sich die Klientin zum Beispiel in ihrem Selbstvertrauen oder ihrer Selbstwirksamkeit gebremst, erlebt sie sich selbst als fremd oder noch beschämt und entwürdigt? Gibt es noch selbstdestruktives und selbst-abwertendes Verhalten? Erlebt die Klientin sich in ihrer Identität noch diffus oder gespalten? Dieses beeinträchtigte Selbst-Erleben zeigt, dass das Täter-Imprint noch im Trauma-Selbst-Haus sitzt und blockierend wirkt. Die 70-jährige Klientin aus Fallbeispiel 6 fühlt sich nicht nur in ihrem realen Haus unsicher und bedroht, sondern auch in anderen Situationen, wie beim Gang durch die Stadt.

- **Suche nach dem Täter-Imprint im Trauma-Selbst-Haus**
  Wir fragen die Klientin, in welchen Räumen ihres Trauma-Selbst-Hauses sich die Symptome der Täter-Besetzung zeigen. Von diesem Gespräch ausgehend, bitten wir die Klientin, imaginativ in die Räume des Trauma-Selbst-Hauses zu gehen, in denen das Täter-Imprint oder seine Programme die Symptome verursachen. Wir können aber auch zunächst zu einem Rundgang im eigenen Trauma-Selbst-Haus einladen und imaginativ schauen lassen, in welchen Räumen des Trauma-Selbst-Hauses der Täter und seine Toxine und Programme präsent sind. Dabei stellen wir der Klientin die schon eingeführte und bekannte Depotenzierungsgestalt an ihre Seite, die sie bei einer möglichen Begegnung mit dem Täter-Imprint im Trauma-Selbst-Haus schützt und stärkt.

- **Konfrontation des Täter-Imprints im Trauma-Selbst-Haus**
  Wird das Täter-Imprint in einem Raum im Trauma-Selbst-Haus gefunden, wird es von der Klientin oder von der Depotenzierungsgestalt wie in der intrusiven Traumatisierungsszene konfrontiert und depotenziert. Wir lassen die Klientin so ihr ganzes Trauma-Selbst-Haus untersuchen und prüfen, ob es noch Räume mit Täter-Besetzung gibt, um dann den Inneren Täter in diesem Raum des eigenen Ich- und Selbsterlebens zu konfrontieren und zu depotenzieren.

- **Verweis aus den Räumen des Trauma-Selbst-Hauses und Hausverbot**
  Schließlich macht die Klientin von ihrem Hausrecht Gebrauch und verweist den Inneren Täter aus ihrem Trauma-Selbst-Haus und erteilt ein immerwährendes Hausverbot. Falls der Innere Täter trotz Hilfe der Depotenzierungsgestalt nicht weichen will, ruft die Hausbesitzerin die Polizei und lässt den Inneren Täter festnehmen und in Handschellen aus dem Haus führen.

- **Reinigen und Wiederinstandsetzung der Räume des Selbst-Hauses**
  Die weitere Arbeit am Trauma-Selbst-Haus mit der Reinigung und Wiederinstandsetzung des Selbst-Hauses wird im nächsten Kapitel beschrieben.

Wie bei der Arbeit mit dem Körper-Haus schließt dann die Traumatherapie der Verwundungen und Verletzungen im Selbst-Haus der Betroffenen an.

Therapiedialog
Externalisierung des Täter-Imprints aus dem Trauma-Selbst-Haus

Therapeut: Wir wollen heute diese Einbrecher aus Ihrem Haus externalisieren und damit auch aus Ihnen, damit Sie sich in Ihrem Haus und in sich selbst wieder wohlfühlen können.

Klientin: Ja, das haben wir überlegt, … aber …

Therapeut: Sie sind noch unsicher?

Klientin: Ja, ob ich das hinkriege?

Therapeut: Mein Vorschlag ist, dass nicht Sie das machen, sondern die Polizei, schließlich waren das gefährliche Kriminelle. Macht das Sinn?

Klientin *nickt und lächelt.*

Therapeut: Gut, dann stellen Sie sich auf dem Bildschirm Ihr Haus vor. In welchen Räumen könnten die Täter Ihrem Gefühl nach noch sein?

Klientin: In den verwüsteten Räumen, im Wohnzimmer, im Schlafzimmer.

Therapeut: Ja, dann schicken Sie jetzt in der Vorstellung die bewaffneten Polizisten dorthin.

Klientin: Ich mag da gar nicht hinschauen.

Therapeut: Das brauchen Sie auch gar nicht. Die Polizisten machen dort ihre gesetzlich vorgegebene Aufgabe und nehmen die Räuber fest.

Klientin *nickt.*

Therapeut: Schauen Sie, auf dem Bildschirm, wie die Polizisten die drei Einbrecher in Handschellen jetzt aus Ihrem Haus führen.

Klientin *atmet erleichtert durch:* Ja, die Polizisten kommen jetzt mit den Einbrechern aus dem Haus …

Therapeut: … und bringen sie in Untersuchungshaft.

Klientin: Das ist gut.

Therapeut: Ja, Ihr Selbst-Haus ist jetzt in allen Zimmern ganz frei und Sie können sich wieder unbeschwert in Ihrem Haus und in Ihnen selbst bewegen.

Mit der Externalisierung und Depotenzierung aus dem Trauma-Körper-Haus und dem Trauma-Selbst-Haus ist die Depotenzierungsarbeit abgeschlossen. Nun kann die Heilungsarbeit an den Verwundungen und Verletzungen im Körper- und Selbst-Haus beginnen.

4.4 Herausforderungen und Schwierigkeiten

Die Arbeit mit dem Täter-Imprint und dem Inneren Täter ist immer wieder eine Herausforderung mit einigen häufigen Schwierigkeiten, auf die wir als Therapeutin oder Therapeut vorbereitet und in der Lage sein sollten, damit umzugehen.

4.4.1 Täter-Imprint töten, vernichten oder depotenzieren?

Manche Klientinnen wünschen sich in ihrem berechtigten Zorn, das Täter-Imprint gänzlich zu vernichten, indem sie das Bild des Täters verbrennen, ihn in der Vorstellung erstechen oder auf andere Weise töten. Dieser Wunsch ist meist sehr nachvollziehbar und wird als zunächst berechtigt gewürdigt. Allerdings ist das gänzliche Vernichten und Exkludieren des Täter-Imprints auf Dauer nicht erfolgversprechend, weil es sich nie ganz aus den neuronalen und neurobiologischen Netzwerken entfernen lässt. Zudem gehört der Innere Täter zur Biografie und Realität der Betroffenen, die sich nachträglich nicht verändern lässt. Deshalb wird auch ein getötetes oder vernichtetes Täter-Imprint wieder auftauchen, sodass die Klientinnen eine erneute Ohnmachtserfahrung erleben würden. Dies wird der Klientin psychoedukativ erklärt und ihr als Alternative vorgeschlagen, dem Täter-Imprint den Tötungswunsch direkt von Angesicht zu Angesicht zu sagen, ohne ihn imaginativ umzusetzen (Schmucker & Köster, 2019a) zum Beispiel: »Ich würde dich am liebsten erstechen und dann verbrennen. Du hast es nicht anders verdient.« In aller Regel wirkt dieses Vorgehen auf das Täter-Imprint massiv und nachhaltig depotenzierend und für die Klientin entlastend.

Es gibt vereinzelt Klientinnen, die sich dennoch weiter eine imaginative Vernichtung des Täter-Imprints wünschen. Dann weisen wir noch einmal darauf hin, dass das nicht vollständig gelingen könnte, und lassen die Klientin trotz dieses Risikos die gewünschte Tötung imaginativ erproben und bitten sie, in der Folgezeit zu prüfen, ob und inwiefern diese für sie hilfreich ist.

In manchen Prozessen der Depotenzierung tauchen auch spontan Bilder von der Tötung oder dem Vernichten des Täter-Imprints, die am archaischen Drachentötermodell anknüpfen, auf (vgl. obiger Therapiedialog in 4.3.3). Immer wieder wird das Täter-Imprint imaginativ auch bestattet und beerdigt (vgl. Therapiedialog in 4.3.1). Da dieses Vorgehen von den Klientinnen meist als machtvoll und befreiend erlebt wird, lassen wir diese Prozesse zunächst zu und würdigen sie als Erfahrung der Selbstwirksamkeit der Klientin. Wir weisen dann aber darauf hin, dass damit der Innere Täter nicht ganz aus den neuronalen Netzwerken des Gehirns entfernt wird und deshalb weiterhin eine Verwahrung zum Beispiel des getöteten Täter-Imprints an einem fernen, sicheren Verwahrort nötig ist.

4.4.2 Täter-Imprint entzieht sich der Depotenzierung

In manchen Depotenzierungsprozessen erscheint das Täter-Imprint undeutlich, vernebelt oder weicht der direkten Konfrontation aus. Häufig nutzt das Täter-Imprint die früheren Strategien, die eigene Tat zu verbergen, zu rechtfertigen oder zu bagatellisieren. Hier ermutigen wir die Klientin oder die Depotenzierungsgestalt, klarer und eindeutiger vom Täter-Imprint zu verlangen, sich jetzt zu stellen und die alten Verteidigungsstrategien aufzugeben. Dies muss gegenüber dem Täter-Imprint mit aller Entschiedenheit und Kraft formuliert werden.

Manchmal ist das Ausweichen des Inneren Täters auch Ausdruck der Angst der Betroffenen, dem grausamen oder noch als mächtig erscheinenden Täter in die Augen zu schauen und ihm dabei möglichweise selbst zu unterliegen. Hier braucht es dann eine erneute Stärkung der Klientin und eine stärkere begleitende Depotenzierungsgestalt.

4.4.3 Täter-Imprint ist nicht erinnerbar oder dissoziiert

Wie in Fallbeispiel 8 »Präverbale sexuelle Gewalt durch älteren Bruder« ist das eigentliche Täter-Imprint nicht erinnerbar, weil die Traumatisierung bis etwa zum vierten Lebensjahr stattfand oder weil die Traumatisierung, und damit das Täter-Imprint, gänzlich dissoziiert sind. Meist kann über die von der Klientin recherchierten Indizien, über ihre Symptomatik und über die Körperreaktionen bei entsprechenden Triggern auf die Art der Traumatisierung und das traumatisierende Handeln des Täters zurückgeschlossen werden, sodass sich zumindest in Umrissen die Traumatisierung und das traumatisierende Handeln des Täters abzeichnen. Nach der Stabilisierungsarbeit und einer stärkenden Vorbereitung können wir dann die Klientin bitten, aus dem bisherigen Wissen und den Körperreaktionen ein mögliches Bild vom intrusiven Täter und seinem Handeln auf dem

Bildschirm entstehen zu lassen. Dies ist zwar keine visuelle Erinnerung, wohl aber eine zur Symptomatik und zu den Körperreaktionen passende und sehr wahrscheinlich auch zutreffende Imagination. Die Klientin im Fallbeispiel 8 sieht, wie ihr Bruder das zweijährige Mädchen beim Babysitting in Abwesenheit der Eltern beim Windelwechsel sexuell stimuliert. Wenn dieses vorgestellte Bild für die Klientin emotional stimmig und in dieser Weise »real« ist, arbeiten wir mit diesem Bild wie oben dargestellt mit der Bergeaktion des traumatisierten Ego-States, mit der Depotenzierung des Täters in der Traumatisierungsszene und den weiteren Depotenzierungsmethoden und der Externalisierung des Täter-Imprints aus dem Körper.

4.4.4 Loyalität gegenüber dem Täter-Introjekt?

Die Betroffenen, insbesondere Kinder und Jugendliche, sind gegenüber dem realen Täter und dann später auch internal gegenüber dem Täter-Introjekt, das in einem sekundären Prozess in der Beziehung zum Täter entsteht, sehr häufig loyal. Zum einen erleben die Betroffenen den Täter in anderen Beziehungssituationen auch als angenehm oder liebenswert, manchmal idealisieren sie ihn auch. Der Junge in Fallbeispiel 2 bewundert den Klavierlehrer auch für dessen musikalische Fähigkeiten und seine emotionale Zugewandtheit. Diese positiven Seiten des Täters werden über die Spiegelneuronen als Bild nach innen genommen, also internalisiert. Die Betroffenen fühlen sich hier dem Täter verpflichtet und entwickeln auf ihrer Seite täterloyale Ego-States. Zum anderen müssen sich die Betroffenen, insbesondere Kinder und Jugendliche, in den realen Täter über die Mentalisierung einfühlen, um dessen Absichten und nächste Aktionen zu erschließen. Das Mädchen in Fallbeispiel 4 beobachtet den Schwimmlehrer genau, um zu prüfen, ob er wieder in der Dusche auftauchen wird. Dabei entwickelt sie ein genaues Verständnis der Person des Schwimmlehrers. Diese als Schutz angelegte Einfühlung geht oft bis zur Identifikation mit dem Täter, sodass auch die Mentalisierungsprozesse zur Internalisierung des Täters führen.

Diese täterloyalen und täteridentifzierten Anteile wollen nun den Inneren Täter vor einer Konfrontation und Depotenzierung schützen, sodass diese dann häufig misslingt. Hier gehen wir in den Dialog mit diesen loyalen Ego-States der Klientin, drücken unser Verständnis für ihre Loyalität gegenüber dem realen und internalen Täter-Komplex aus, benennen aber auch den Preis dieser Loyalität, nämlich dass der Innere Täter bis heute seine destruktive Macht behält. Dann laden wir die täterloyalen oder täteridentifizierten Anteile ein, sich vom internalisierten Täter-Introjekt zu verabschieden (Kachler, 2021).

4.4.5 Depotenzierung des Täter-Introjekts und des ganzen internalen Täter-Komplexes?

Wir haben in der bisherigen Depotenzierungsarbeit vorzugsweise mit dem Täter-Imprint, also mit der Gestalt des Täters in den verschiedenen Traumatisierungssituationen, gearbeitet. In aller Regel sind damit zugleich auch das Täter-Introjekt und der ganze internale Täter-Komplex bearbeitet, weil die Klientin den Täter als Ganzes von seinem destruktiven, oft strafbaren Handeln her sieht und bewertet.

Sieht die Klientin im Täter, zum Beispiel im eigenen Vater, auch den Menschen mit positiven Seiten, wird dies als Ausdruck der Liebe, zum Beispiel des Kindes für den Vater, und als Fähigkeit der erwachsenen Klientin zur Differenzierung gewürdigt. Zugleich benennen wir das Risiko, dass der innere Vater trotz seiner positiven und liebenswerten Seiten als Innerer Täter weiterhin destruktiv wirkt.

Die Klientin muss also prüfen, ob sie die positiven Anteile des Inneren Täters in sich bewahren will oder ob sie den Inneren Täter als Ganzes auch mit seinen positiven Anteilen externalisieren und depotenzieren will. Manche Klientinnen können zwischen dem destruktiven Täter und dem ganzen Menschen differenzieren und dann sagen: »Du bist zwar ein schlimmer Täter für mich, aber ich sehe auch deine guten Seiten.« Dann kann der positive Aspekt dieses Menschen, zum Beispiel des Vaters, anerkannt und bewahrt werden, während er als eindringender, destruktiver Täter depotenziert wird, zum Beispiel: »Du bleibst mein Vater mit seinen guten Seiten, aber als gewalttätiger Vater entmachte ich dich.« Für andere Klientinnen überwiegen in der eigenen Bewertung die destruktiven Täter-Anteile, sodass sie trotz positiver Gefühle zum Täter diesen als Ganzes externalisieren, depotenzieren und sich auch von den positiven Seiten des Täters verabschieden. Dies ist zwar schmerzlich und traurig, aber angesichts möglicher weiterer destruktiver Wirkungen des Inneren Täters in vielen Fällen nötig.

4.4.6 Weiterentwicklung des depotenzierten und verwahrten Täter-Komplexes

In der ersten Zeit nach der Depotenzierung und Verwahrung des Täter-Imprints und des gesamten Täter-Komplexes sind die Klientinnen oft noch unsicher, manchmal auch ängstlich, ob das Täter-Imprint und der Innere Täter doch noch einmal destruktiv auftauchen könnten. Hier stärken wir die sichere Verwahrung des depotenzierten Täter-Imprints, indem wir zum Beispiel Wächter installieren. Manchmal ist diese Ängstlichkeit der Klientinnen auch ein Anzeichen dafür, nochmals eine erneute Depotenzierung für einen bestimmten Aspekt des Täter-Imprints oder eine Entmachtung eines bisher übersehenen Täter-Imprints durchzuführen.

In aller Regel aber verstärkt sich die Depotenzierung des Täter-Imprints über die Distanzierung und sichere Verwahrung am Verwahrort, sodass das Bild vom intrusiven, gewalttätigen Täter im Laufe der Zeit sich weiter abschwächen und verblassen kann. Neurobiologisch verstanden können die synaptischen Verbindungen des Traumanetzwerkes mit dem Täter-Imprint als Zentrum langsam an Konnektivität verlieren und sich bis zur Ebene des Immunsystems, der Epigenetik und des Telomersystems lösen.

4.4.7 »Resozialisierung« des Täter-Imprints und späte Versöhnung?

Wir streben mit der hier beschriebenen Depotenzierungsarbeit keine Versöhnung der traumatisierten Ego-States und der Klientin von heute mit dem internalen oder realen Täter an. In aller Regel sind intrusive Täter und damit auch das Täter-Imprint dazu nicht bereit. Aber über die dauerhafte Verwahrung des Täter-Imprints kann sich dieses weiter verändern, sozusagen resozialisieren. Der Innere Täter wird dann bereit, die Verantwortung für die Traumatisierung zu übernehmen, sie zu bedauern und um Entschuldigung zu bitten. Dann ist es an der Klientin, sich zu fragen, ob sie selbst und die damals traumatisierten Ego-States bereit und willens sind, dem Täter von damals zu verzeihen und sich mit ihm zu versöhnen. Diese Prozesse finden in aller Regel erst längere Zeit nach der Therapie statt. Manchmal braucht die Klientin dann nochmals einige Sitzungen zur Unterstützung für diesen nun möglichen Versöhnungsprozess.

KAPITEL 5

Traumatherapie als Heilung des Trauma-Körper-Hauses und des Trauma-Selbst-Hauses

Fortsetzung Fallbeispiel 4 (s. S. 32 und S. 112)

Sexuelle Gewalt durch Schwimmtrainer

Nach der Bergungs-, Beelterungs- und Depotenzierungsarbeit wurde mit dem muskulären Abwehrschmerz der Klientin und damit des 13-jährigen traumatisierten Mädchens gearbeitet, sodass sich die Angst aus dem Körper lösen konnte. Dann konnte die Klientin ihre tiefe innere Verletzung spüren und ihre Trauer darüber zulassen. Im Abfließen der Trauer konnte sich auch der tiefer liegende Traumaschmerz lösen. Die Klientin imaginierte eine Innere Heilerin, die sich den imaginierten Traumawunden des Trauma-Körper-Hauses heilend zuwendet, diese verbindet und pflegt. Die Klientin konnte in der Imagination die Wunden zuheilen lassen und deren Heilung im Körper spüren.

Für die Beschädigungen in ihrem Selbsterleben, also in ihrem Trauma-Selbst-Haus, konnte sie die Räume ihrer Intimität und sexuellen Identität entdecken und für sich entwickeln.

Wenn wir nun die bisherigen Arbeitsphasen einer Traumatherapie bei intrusiven Komplextraumatisierungen im Überblick darstellen, dann ergibt sich Folgendes:

- Erstgespräch zum Kennenlernen und Diagnostik der Traumafolgestörung, der damit verbundenen Traumatisierungserfahrungen und der Verletzungen und Beschädigungen des Trauma-Körper-Hauses und des Trauma-Selbst-Hauses

- Erstversorgung und Stabilisierungsarbeit für das Trauma-Körper-Haus und das Trauma-Selbst-Haus
- Traumatransformation als Bergen der traumatisierten Ego-States aus der Traumatisierungsszene
- Beeltern der traumatisierten Ego-States an einem schützenden heilsamen Ort
- Täter-Depotenzierung in der Traumatisierungssituation, anschließend über die imaginierte Depotenzierungsbühne und Gerichtsszene
- Distanzierung des Täter-Imprints und Verwahren an einem distanzierenden Verwahrort
- Täter-Externalisierung aus dem Trauma-Körper-Haus und dem Trauma-Selbst-Haus und anschließende Depotenzierung über die Stuhlarbeit, Distanzierung und Verwahrung

Nach diesen unverzichtbaren Schritten, die die Voraussetzung für den weiteren Heilungsprozess darstellen, wird nun die Heilung des Trauma-Körper-Hauses und des Trauma-Selbst-Hauses, wie sie oben für das Fallbeispiel 4 im Überblick dargestellt ist, angestrebt:

- Traumaheilung als Arbeit am Traumaschmerz und an den Verletzungen und Verwundungen im Trauma-Körper-Haus
- Traumaheilung als Restaurierung und Wiederherstellung der personalen Innenräume des Trauma-Selbst-Hauses
- Traumaheilung als Wiederbesetzung und Wiederbewohnen des Körper-Hauses und des Selbst-Hauses

Mit dieser Heilungsarbeit an den innersten Verwundungen und Verletzungen, die den Betroffenen vom intrusiven Täter bei Komplextraumata zugefügt wurden, wird der innerste Kern eines Traumas angesprochen und gelöst. Hier wird nun das Trauma im Wortsinn als Verletzung und Verwundung bearbeitet. Dies geht weit über die klassische Traumatherapie mit Stabilisierungsarbeit und Traumakonfrontation hinaus.

5.1 Traumaheilung als Heilung des Trauma-Körper-Hauses

Nach den bisher beschriebenen Prozessschritten geht es nun um die Heilung der Verletzungen und Verwundungen im Trauma-Körper-Haus. Ziel dieser Arbeit ist es, dass aus dem Trauma-Körper-Haus wieder ein eigenes, integriertes Körper-Haus wird, das die Betroffenen von innen her bewusst und liebevoll, mit Wohlbefinden und Lust bewohnen können.

Wenn wir mit zurückliegenden Traumatisierungen aus der Kindheit und Jugendzeit arbeiten, arbeiten wir mit dem Körper von heute, in den aber die Verwundungen und Verletzungen von damals so eingeschrieben, also imprinted sind, dass wir immer auch mit den Verwundungen und Verletzungen des traumatisierten Ego-States von damals arbeiten. Dies muss nicht immer explizit benannt werden, kann aber mit folgenden Fragen bewusst gemacht werden: »Was hat das Kind damals in seinem Körper bei der Traumatisierung gespürt?«, »Was bleibt im Körper des Kindes an Schmerzen und Verwundungen bis heute zurück?«, »Wo spüren Sie heute die Verletzung von damals in Ihrem Körper?«, »Was hätte das Kind in seinem Körper damals gebraucht, was braucht es, und damit Sie selbst, heute?« oder »Was heilt jetzt das Kind in seinem Körper-Haus?«.

Die folgenden Schritte bauen zwar aufeinander auf, die Reihenfolge kann aber nach den individuellen Bedürfnissen der Klientinnen verändert werden. Wir arbeiten mit dem Trauma-Körper-Haus an den schmerzhaften Körpererfahrungen bei der Intrusion, den Körperreaktionen von Freezing, Numbing und Dissoziation, mit den eingefrorenen Körperabwehrreaktionen, mit den Abwehr- und Traumaschmerzen und schließlich mit psychischen und physischen Verletzungen und Verwundungen, die im Körper imprinted sind und sich über diesen manifestieren.

Die Arbeit am Trauma-Körper-Haus ist eng mit der Arbeit am Selbsterleben, also am Trauma-Selbst-Haus verbunden, auch wenn jetzt im Folgenden die Traumakörperarbeit im Zentrum der Darstellung steht.

5.1.1 Lindernde und liebevolle Körperwahrnehmung

Nachdem wir in der Stabilisierungsarbeit verschiedene Achtsamkeits- und Entspannungsmethoden, den Atem als Beruhigungsmittel und erste Möglichkeiten der Linderung der Schmerzen, besonderes der Abwehrschmerzen, eingeführt haben (Kapitel 3.4.6), vertiefen wir dies nun mit dem Ziel, dass die Klientin sich ihrem verletzten und verwundeten Körper über die Linderung der Schmerzen hinaus auch liebevoll und wohlwollend zuwenden kann.

- **Körperfähigkeiten und Körperbedürfnisse spüren**
  Wir leiten die Klientin an, elementare Fähigkeiten, wie aufrecht zu sitzen, bewusst und langsam zu gehen oder die Arme zu heben, in der Sitzung zu erproben und dabei den Körper, insbesondere seine Muskeln, zu spüren und körperliche Selbstwirksamkeit zu erleben. Die intrusiven Täter sprechen den Betroffenen die elementarsten körperlichen Bedürfnisse ab, werten sie ab und zerstören oft die Fähigkeit, eigene Bedürfnisse über den Körper zu spüren. Deshalb ist es so wichtig, dass die Klientinnen lernen, ihre elementaren Körperbedürfnisse wie Hunger, Durst, Harndrang oder Schlafbedürfnis bewusst zu spüren, um über diese wahrgenommenen Bedürfnisse den Körper von innen her zu erleben. Mit diesen für das Überleben wichtigen Bedürfnissen kann auch die inhärente Tendenz des Körpers, zu leben und lebendig sein zu dürfen, wieder gespürt werden.

- **Fürsorge für den Körper entwickeln**
  Ausgehend von den gespürten fundamentalen Bedürfnissen können wir nun die Klientinnen fragen, was ihr Körper jeweils brauche, was sie für ihn tun können und dann spüren, wie wohltuend die Erfüllung der Körperbedürfnisse ist. Mit den in der Stabilisierungsarbeit eingeübten Achtsamkeitsmethoden und der Atemarbeit, aber auch mit Bewegung, Bädern oder Massagen können die Klientinnen ganz bewusst und spürend für das Wohlbefinden ihres Körpers, der immer auch der Körper des traumatisierten Ego-States von damals ist, sorgen. Klientinnen können sich dann explizit dem traumatisierten Ego-State, zum Beispiel dem

vom Schwimmlehrer missbrauchten Mädchen, zuwenden mit der Frage, was dessen Körper jetzt an Fürsorge braucht.

- **Linderung des Ekels und der Empfindung der Beschmutzung**
  Insbesondere beim Erleben von sexueller Gewalt sind Ekel und Empfindungen der Beschmutzung ganz normal und sehr häufig. Wir haben beide Gefühle und die dazugehörigen Impulse schon zur Externalisierung des Inneren Täters genutzt. Nun führen wir dies weiter, indem wir die Klientinnen einladen, in der Imagination ein reinigendes und wohltuendes Bad zu nehmen (Maltz, 2012), um dies dann zu Hause konkret durchzuführen. Die Klientin in Fallbeispiel 1 hat dies unmittelbar nach der Vergewaltigung getan. Nun verbinden wir die Reinigung mit einer liebevollen Selbstberührung des Körpers.

- **Haut- und Körpergrenzen spüren und wieder errichten**
  Nach der Externalisierung des Täter-Imprints und des internalen Täter-Komplexes aus dem Trauma-Körper-Haus, der also nun depotenziert im Außen verwahrt ist, können wir nun auch wieder die Körpergrenzen über die Wahrnehmung der Haut als Grenze nach außen errichten lassen. Dies kann nun auch die Angst der Klientin vor einem noch befürchteten Wiedereindringen des Täters reduzieren.
  Wir bitten die Klientinnen, zunächst ihre Haut zu spüren und sie in der Imagination wieder zu schließen und zusammenwachsen zu lassen, sodass ihre Hautgrenzen wieder dicht gefügt sind und ein zusammenhängendes Ganzes ergeben. Zu Hause soll die Klientin ihre Haut zunächst an den Oberarmen und dann am ganzen Körper behutsam berühren, sie bewusst als Grenze nach außen spüren, sie unter ihren Händen imaginativ zusammenwachsen lassen und die nun wieder geschlossene Hautgrenze mit Ölen oder Creme einreiben. Damit werden dann auch wieder Körperpartien dem Erleben zugänglich, die durch die Dissoziation als fremd oder fühllos erlebt wurden.

- **Körper über Body-Map erkunden**
  Wir haben die Klientin schon im Rahmen der Diagnostik (Kapitel 3.3.3) gebeten, eine Body-Map (Paschinger & Büttner, 2021) ihrer Körperempfindungen und Körperbeschwerden zu erstellen. Wir bitten die Klientin nun, zu prüfen, ob und wie sich die Body-Map durch die Externalisierungs- und Depotenzierungsarbeit verändert hat. Dann lassen wir sie spüren, welche Körperregionen sie vorsichtig, dann liebevoll und später auch lustvoll berühren kann. Die Klientin trägt dann diese Berührungen und die dabei erlebten Erfahrungen in eine neue Body-Map ein, die zeigt, wie weit sie sich jetzt schon ihren Körper und ihr Körperleben neu erschlossen hat.

- **Mitgefühl und liebevoller Blick auf den Körper**
  Von der Arbeit mit der Body-Map gehen wir nun zur direkten Arbeit mit dem Trauma-Körper-Haus, für das die Klientin Empathie und einen liebevollen Blick entwickeln soll. Dieser Schritt ist für Betroffene oft schwierig, weil sie ihren verwundeten und schmerzenden Körper als Ursache für ihre Missempfindungen sehen. Wir betonen erneut, dass die Verantwortung hierfür nicht beim Körper liegt, sondern ganz beim intrusiven Täter, der den Körper verletzt und zu Abwehrreaktionen genötigt hat. Wir bitten die Klientin, zu Hause, zunächst angekleidet, im Spiegel ihren Körper wohlwollend anzuschauen und ihn in einen Mantel mit der Farbe der Liebe und Schönheit einzuhüllen. Sie können diese Methode imaginativ auch für das in seinem Körper traumatisierte Kind von damals, also den körperlich traumatisierten Ego-State anwenden, zum Beispiel: »Ich möchte Sie bitten, das verletzte Mädchen mit einem Mantel des Lichts, man könnte auch sagen mit einem Mantel der Schönheit, einzukleiden.«

- **Liebevolle Selbstberührung lernen – den Oberflächenschmerz lindern**
  Wir leiten die Klientinnen an, sich zu Hause liebevoll zu berühren, zu streicheln und zu massieren. Hier liegt der Fokus neben dem Einüben der Achtsamkeit und der Selbstwahrnehmung im liebe-

vollen Umgang mit dem eigenen Körper und damit natürlich auch mit der eigenen Person. Dies ist besonders wichtig für die Körperstellen, die bei einer sexuellen Intrusion, durch Verletzungen bei der Folter oder durch Schläge vom Täter tangiert sind. Hier wird zunächst der Oberflächenschmerz gelindert. Während Klientinnen dies mit dem eigenen Körper durchführen, können sie sich immer auch vorstellen, dies mit dem Körper des damals traumatisierten Ego-States zu tun: »Ich möchte Sie bitten, das Mädchen von damals liebevoll zu streicheln und zu massieren.«

- **Zugang zu dissoziierten Körperregionen**
Nun können wir die Klientin anleiten, auch dissoziierte, oft mit Fühlstörungen verbundene Körperregionen durch behutsame Körperberührungen zu erforschen. Insbesondere bei sexueller Gewalt ist die Körperwahrnehmung in den vom intrusiven Täter berührten Stellen wie dem Beckenbereich, den Brüsten oder den Lippen massiv eingeschränkt. Nicht selten sind auch Tiefenbereiche des Körpers in der Bauchregion von der Dissoziation betroffen. Wir nähern uns hier wieder über die Body-Map an, in die die nicht fühlbaren, also dissoziierten Körperbereiche eingezeichnet sind. Die Klientin betrachtet diese Körperregionen auf der Body-Map und beschreibt sie. Dann bitten wir die Klientin, eine Hand auf die betroffene Körperstelle zu legen, Wärme über die Hand und einen Lichtstrom von heilendem Licht dorthin fließen zu lassen. Auch eine behutsame Massage oder die Vibrationen einer Klangschale auf diesen Stellen können einen fühlbaren Zugang zu den bisher dissoziierten Körperregionen ermöglichen. Zu Hause sollen die Betroffenen ganz behutsam, immer wieder prüfend, diese Übungen in intimen Bereichen mit direktem Hautkontakt ausführen. An diesen Stellen können manchmal die Schmerzen der grenzverletzenden Intrusion oder erneut bislang dissoziierte Traumabilder und -filme auftauchen. Letztere bearbeiten wir dann mit dem Bergen des traumatisierten Ego-States und mit der dazugehörigen Depotenzierung des Täter-Imprints.

- **Lösung von Freezing, Numbing und Dissoziation**
  Wenn wir wie beschrieben mit dem Körper arbeiten, werden sich bei einigen Klientinnen das Freezing, Numbing und die Dissoziation lösen und Panik, Ohnmacht und ohnmächtige Wut aufsteigen. Wir geben den Klientinnen mit den Methoden aus der Stabilisierungsarbeit Halt und laden sie mit der Methode des Titrierens im Somatic Experiencing ein (Levine, 2016; Zanotta, 2018), diese Traumagefühle über das Atmen, das Abzittern und Weinen allmählich, Stück für Stück behutsam zu lösen. Auch hier können bislang dissoziierte Traumaerfahrungen auftauchen, die wir dann mit den bekannten Methoden bearbeiten.

Die bisherigen Schritte sind schon wesentliche Arbeiten am Trauma-Körper-Haus, zugleich sind sie auch eine gute Vorbereitung und Basis für das Zentrum der eigentlichen Traumaheilungsarbeit mit und über den Körper.

5.1.2 Heilende Arbeit mit den Schutz- und Abwehrschmerzen

Wir arbeiten zuerst mit dem Muskel- und Faszienschmerz der körperlichen Abwehr gegen das Eindringen des Täters, weil dieser Schmerz auch die tieferen Verwundungsschmerzen versucht abzuwehren und sie doch zugleich festhält. Im Muskel- und Faszienschmerz, auch als myofaszialer Schmerz bezeichnet, sind immer auch die Panik- und Angstreaktionen bei der Intrusion einerseits und andererseits die blockierten Kampf- und Fluchtimpulse gespeichert.

Ich erinnere noch einmal daran, dass wir bei zurückliegenden Traumatisierungen über den Körper immer schon mit dem traumatisierten Körper-Haus des Kindes und Jugendlichen von damals arbeiten, weil im und über den Körper die Abwehrreaktionen des Kindes und die Verwundungen im Körper-Haus repräsentiert sind. Auch nicht erinnerbare Traumatisierungen vor dem vierten Lebensjahr wie in Fallbeispiel 8 »Präverbale sexuelle Gewalt durch älteren Bruder« oder gänzlich dissoziierte Komplextraumata hinterlassen Muskel- und Faszienschmerz, der nun ebenfalls mit den folgenden Zugängen gelöst werden kann.

- **Schmerzen spüren und Schmerzarten differenzieren**
Die Klientinnen spüren zunächst ihre verschiedenen Schmerzen im Körper und in verschiedenen Körperregionen. Hier können wir die Body-Map aufgreifen und die dort gekennzeichneten Körperregionen mit Schmerzempfindungen nun im eigenen Körper spüren lassen. Eine andere Möglichkeit besteht darin, dass die Klientinnen in einem Body-Scan zunächst über die Hautoberfläche, dann in die Muskeln und Faszien gehen und schließlich in die Tiefenräume des Körpers. Die Klientinnen werden angeleitet, den jeweiligen Schmerz genauer zu spüren und die unterschiedlichen Schmerzempfindungen des Oberflächen-, Muskel- und Faszienschmerzes und den viszeralen Tiefenschmerz zu differenzieren, zum Beispiel: »Spüren Sie unter Ihrer Hand, die langsam in einem Scan über Ihren Körper geht, an welchen Stellen Sie jetzt den Schmerz spüren. Dann halten Sie an dieser Stelle der Schmerzempfindung inne und spüren, ob sich dieser Schmerz eher an der Oberfläche, in den Muskeln oder im Körperinneren befindet.«
Auch hier sollten wir behutsam und schrittweise vorgehen. Wir können die Klientin immer wieder zu weniger schmerzenden oder schmerzfreien Körperregionen pendeln lassen.

- **Würdigen des Haut-, Muskel- und Abwehrschmerzes**
An der Hautoberfläche werden oft die Schmerzen der Schläge und der eindringenden Grenzverletzung, aber auch von unangenehmen, meist sexualisierten Berührungen gespürt. Dieser Oberflächenschmerz bildet die verletzende, oft beschämende Berührung und Verwundung bei der Intrusion durch den Täter ab. Wir formulieren zum Beispiel: »An der Oberfläche Ihres Körpers zeigt sich das, was der Täter dem Mädchen damals und bis heute Ihnen bei seinem Eindringen angetan hat.«
Dann bitten wir die Klientin, in die Muskelpartien zu gehen und dort den Schmerz zu spüren, insbesondere im Rücken- und Schulterbereich, dann im Brust- und Bauchbereich. Wir prüfen, ob es hier auch Schmerzen bei Bewegungen, also auch Schmerzen in den Gelenken, gibt. Wir würdigen die Muskel-, Gelenk- und Faszienschmerzen (Schwind, 2018) als Ausdruck der berechtigen

Abwehrversuche beim Eindringen des intrusiven Täters, zum Beispiel: »Ihr Schmerz in den Muskeln und Faszien zeigt, dass sich der Körper des Mädchens zu Recht gegen das Eindringen des Täters gewehrt hat. Das hat sich bis heute als Muskel- und Faszienschmerz erhalten.«

Wir bitten die Klientin, in einem inneren Dialog mit den schmerzenden Muskeln sich bei diesen für die Gegenwehr zu bedanken: »Wenn Sie jetzt Ihre angespannten, schmerzenden Muskeln spüren, dann gehen Sie in Gedanken zu Ihnen und bedanken Sie sich bei diesen, dass sie versuchten, den Täter abzuwehren.« Wir zeigen auch auf, dass sich der Abwehrschmerz über die Angst, die Traumatrigger und wiederholten Retraumatisierungen verstärkt und verfestigt hat.

- **Atemarbeit und Massage zur Lösung der muskulären und faszialen Abwehrspannungen**

Die gespeicherten Abwehrreaktionen führen häufig zu massiven Muskelverspannungen und Muskelschmerzen. Wir laden die Klientin ein, in die Muskelspannungen und -schmerzen zu spüren, dann den Atem dorthin zu lenken und die Spannungen ins Ausatmen mitzugeben, zum Beispiel formulieren wir: »Atmen Sie in die Muskel- und Faszienpartien, die jetzt noch schmerzen. Lassen Sie den Atem dort angenehm warm oder angenehm kühl hineinfließen und spüren Sie, wie der Atem die Spannung jetzt lösen kann.« Wir können das wieder auf den traumatisierten Ego-State von damals übertragen, wie für Fallbeispiel 4: »Damit können sich jetzt auch die Muskelspannungen der 13-jährigen Marion heute lösen, sodass sich das Mädchen jetzt ganz befreit erleben kann.«

Das Muskelentspannungstraining nach Jacobson (Jacobson, 2019) ist hier ebenfalls sehr geeignet, weil die schon verhärteten Muskelpartien nun bewusst angespannt werden und im darauffolgenden Loslassen eine Lösung der Spannungen geschehen kann: »Ich möchte Sie bitten, die Muskeln Ihrer berechtigen Abwehr nochmals anzuspannen und sie dann loszulassen, um zu spüren, wie in die Abwehrmuskeln jetzt Wärme fließen kann.« Sollten wir keine ausgebildeten Körpertherapeutinnen sein, bitten wir die Klientin, sich eine Physiotherapeutin zu suchen, die mit heilenden Massagen die Spannungen behutsam löst.

- **Behutsames Lösen der Lähmung und Bewegungseinschränkungen**
Manche Klientinnen sind über die traumatische Lähmung in ihrem Bewegungsradius eingeschränkt und erleben bestimmte Muskelpartien als hart und starr oder empfinden massive Gelenkschmerzen. Hier laden wir die Klientin ein, zunächst imaginativ die bislang gelähmten Bewegungen auszuführen, um sie dann in winzigsten, von außen kaum sichtbaren Bewegungsimpulsen umzusetzen. Wir leiten die Klientin zum Beispiel an: »Spüren Sie die Bewegungseinschränkung in Ihrem Lendenbereich. Das ist vermutlich der berechtigte Ausdruck einer Lähmung, die Ihr Körper durch das Eindringen des Täters erlebt hat. Stellen Sie sich nun vor, dass sich Ihre Lendenwirbel ein winzigstes Stück aufrichten wollen. Nun legen Sie Ihre Hände in den Lendenbereich und unterstützen die vorgestellte Aufrichtung ganz sanft. Auch das Einatmen unterstützt dies. Und schließlich können Ihre Muskeln in diesem Bereich diese winzigste Bewegung selbst ausführen.«
Dabei folgen wir den Grundprinzipien der Feldenkrais-Methode (Feldenkrais, 1996), nach der kleinste, oft nur angedeutete oder imaginierte Bewegungen einen immer größeren Bewegungsradius ermöglichen. Hier werden oft auch kleinste Bewegungen sichtbar, die einen Bewegungsimpuls, zum Beispiel zur Flucht oder zum Zurückschlagen, ausdrücken wollen, die wir dann in Bewegung umsetzen lassen.

- **Abzittern der gebundenen Panik und Umsetzen der Abwehr- und Fluchtimpulse**
Nun können an jedem Punkt der Arbeit mit dem Abwehrschmerz autonome Reaktionen auftauchen, die anzeigen, dass sich die gebundene Angst- und Panikreaktion oder die blockierten Flucht- und Aggressionsimpulse lösen wollen. Wir fördern das Abzittern (Berceli, 2005) und das Weinen zum Abfließen und Lösen der in den Muskeln und Faszien gebundenen Panik, bis sich die Klientin und die traumatisierten Ego-States beruhigen: »Wenn jetzt die

Panik aus der Traumatisierung sich im Zittern zeigen will, dann lassen Sie das zu und verstärken das Zittern ganz vorsichtig. Hier sind Sie sicher und gut gehalten, und die Angst, Panik und Ohnmacht des 14-jährigen Jungen dürfen sich jetzt lösen.«

Reaktionen wie das Zucken der Beine oder das Ballen der Fäuste lassen wir zunächst stärker werden und den darin enthaltenden Kampf- oder Fluchtimpuls spüren. Den Kampfimpuls aus der Aggression lassen wir noch einmal gegen den schon externalisierten und depotenzierten Inneren Täter zum Beispiel mit einem Satz richten: »Ich bin noch ungeheuer wütend auf dich und möchte dich am liebsten in Stücke reißen.« Bei Impulsen des Schlagens projiziert die Klientin das Bild des Täters auf ein Kissen und führt dann das Schlagen auf dieses Kissen aus. Bewegungen, die zu Abwehr- oder Ausstoßungsimpulsen führen, lassen wir erneut gegenüber dem imaginierten intrusiven Täter ausführen. Einen Fluchtimpuls lassen wir ins Gehen übersetzen mit der Frage: »Wohin möchten Sie oder das Mädchen von damals jetzt gehen?« oder »An welchen sicheren Ort wollen Ihre Beine Sie und das traumatisierte Mädchen von damals heute bringen?«. Die Klientin oder ihr traumatisierter Ego-State gehen dann imaginativ an den schützenden heilsamen Ort, um jetzt erneut Sicherheit zu finden und zu spüren. Wir können der Klientin und dem traumatisierten Ego-State auch ein großes Kissen und eine wärmende Decke anbieten, mit denen sie sich im Therapiesessel zurückziehen kann und durch die Therapeutin beruhigende und lösende Impulse erhält wie: »Mit dieser warmen Decke in dem sicheren festen Stuhl können Sie und das Mädchen sich jetzt gut gehalten, sicher und geborgen fühlen, sodass sich Angst und Fluchtimpulse jetzt lösen können.«

Haben wir nun direkt über das Spüren an den Abwehrschmerzen gearbeitet, gibt es auch die Möglichkeit, stärker imaginativ zu arbeiten. Beide Möglichkeiten schließen sich nicht aus und können auch kombiniert werden.

- **Bild des Muskel- und Faszienschmerzes entstehen lassen und verändern**
  Wir bitten die Klientin, die schmerzenden Muskel- und Faszienregionen anzuspannen und den Schmerz dadurch zunächst ein Stück weit zu verstärken. Die Klientin schaut dann mit geschlossenen Augen nach innen in die schmerzenden Muskel- und Faszienpartien, um ein Bild ihrer dort sitzenden Schmerzen entstehen zu lassen: »Spüren Sie jetzt Ihren Muskel- und Faszienschmerz und schließen Sie dabei die Augen. Welches Bild des Schmerzes will sich jetzt zeigen?« Häufig werden die schmerzenden Muskeln und Faszien als harte Bretter, angespannte Stahlseile oder als Steinplatten visualisiert.

- **Heilende Arbeit mit dem Bild des Muskel- und Faszienschmerzes**
  Wir bitten die Klientin, das imaginierte Schmerzbild zu verändern, indem sie den schmerzenden angespannten Stahlseilen oder Steinplatten eine angenehme Farbe gibt, sie in der Vorstellung weich und ihre Formen fließend werden lässt: »Geben Sie jetzt in der Vorstellung diesen harten grauen Steinplatten an dieser Körperstelle eine angenehme Farbe und schauen Sie, wie die Steinplatten jetzt weich werden und eine fließende Form finden.«
  Manche Klientinnen stellen sich die angespannten Muskeln und Faszien auch konkret wie in einem Physiologie-Atlas vor. Dann kann man sie bitten, die Muskeln und Faszien durchbluten zu lassen, sie mit Sauerstoff zu versorgen und sich entspannen zu lassen.
  Auch hier können sich nun die gebundene Panik und die Abwehr-, Kampf- und Fluchtimpulse ins Zittern oder Weinen lösen wollen.

Therapiedialog
Arbeit mit den muskulären Abwehrschmerzen

Therapeut: Wir haben besprochen, dass ein Teil Ihrer von der Traumatisierung durch den Schwimmlehrer stammenden Schmerzen auf der sehr berechtigten Abwehr des Mädchens beruht. Der Körper von Marion hat sich besonders in der Szene im Schwimmbecken unwillkürlich in seinen Muskeln und Faszien zusammengezogen, sich hart und steif gemacht.

Klientin: Ja, das spüre ich jetzt noch, wie ich mich verspanne.

Therapeut: Ich möchte Sie anleiten, diese Abwehrschmerzen zu lösen. Spüren Sie deshalb jetzt in die Muskelpartien, die der Körper des Mädchens damals angespannt hat.

Klientin: Das tut richtig weh.

Therapeut: Ja, verständlich. Lassen Sie Ihren Atem dort in die Muskeln fließen.

Klientin *zittert.*

Therapeut: Lassen Sie das Zittern ein wenig stärker werden.

Klientin: Ich zittere vor lauter Wut.

Therapeut: Welcher aggressive Impuls steckt im Zittern und will jetzt nach außen kommen?

Klientin: Ich könnte ihn kurz und klein schlagen.

Therapeut: Ja, das Mädchen hat dazu allen Grund. Hier auf diesem Täter-Stuhl liegt das Kissen. Bringen Sie das Zittern in das Zuschlagen auf das Kissen.

Klientin *steht auf und schlägt auf das Kissen ein:* »Du fieses Schwein.«

Therapeut: Ja, bringen Sie die Wut nach außen.

Klientin *lässt vom Schlagen ab und zittert erneut.*

Therapeut: Was ist noch im Zittern?

Klientin *beginnt zu weinen.*

Therapeut: Jetzt darf nach der Wut die Trauer aus den Muskeln und Faszien abfließen.

Von der Arbeit mit dem Schutz- und Abwehrschmerz gehen wir nun zum Verwundungs- und Verletzungsschmerz, der sich in aller Regel als viszeraler Tiefenschmerz zeigt.

5.1.3 Heilende Arbeit mit dem Verletzungs- und Verwundungsschmerz

Nun arbeiten wir mit dem viszeralen Tiefenschmerz im Bauch- und Beckenbereich, aber auch mit Schmerzen in der Herz- und Atemregion. Diese tief liegenden Schmerzen zeigen, dass die Intrusion und das destruktive Wirken des Täters bis in das tiefste Körperinnere, also bis ins Zentrum des Trauma-Körper-Hauses, reichen. Die ganz unterschiedlichen Formen des Tiefenschmerzes zeigen auch die als körperlich erlebten psychischen Verwundungen.

Dabei sind zwei Ebenen zu beachten, zum ersten die direkte lindernde und lösende Arbeit mit dem Verwundungsschmerz und zweitens die Arbeit mit den unter dem Schmerz liegenden Verwundungen selbst, wobei diese beiden Prozessebenen eng miteinander verbunden sind.

Die direkte Arbeit mit dem tiefliegenden Verwundungsschmerz ist deshalb nötig, weil sich dieser im Schmerzgedächtnis verselbstständigt hat und nun zu einer eigenen Größe geworden ist, unter der viele traumatisierte Klientinnen leiden (Tesarz et al., 2020). Die Arbeit mit dem Schmerz ermöglicht des Weiteren einen bewussten Zugang zu den Verwundungen und Verletzungen, denen wir uns dann im zweiten Schritt würdigend zuwenden und sie heilend bearbeiten.

- **Spüren und Würdigen des Tiefenschmerzes**

  Wir lassen die Klientin mit ihrer Achtsamkeit behutsam in die Tiefenräume ihres Körpers gehen und den Schmerz spüren. Dabei kann die Klientin spüren, wie sich der Schmerz, also zum Beispiel brennend, stechend, pulsierend, dumpf, heiß oder kalt, anfühlt: »Wie fühlt sich die innere Verwundung Ihres Traumas an? Eher heiß oder kühl, dumpf oder brennend?«

  Damit wird das Schmerzempfinden differenziert, allerdings zunächst auch intensiviert. Wir prüfen, ob der Tiefenschmerz jetzt im haltenden Rahmen der Therapiesitzung auszuhalten ist und achten darauf, dass keine dissoziativen Reaktionen auftreten.

  Wir würdigen den Tiefenschmerz wie chronische Unterbauchschmerzen oder vaginale Schmerzen nach sexueller Gewalt als

Ausdruck der Verwundungen, die vom intrusiven Täter zugefügt wurden. Schmerzen wie Stiche oder Brennen im Herzen würdigen wir als Ausdruck der psychischen Verletzung durch den Täter.
Der Tiefenschmerz ist auch Ausdruck dessen, wie tief der Täter in die Betroffenen eingedrungen ist und wie tief im Inneren die Betroffenen verletzt und verwundet wurden: »Ihr Körper zeigt Ihnen in diesem tiefliegenden Schmerz, dass der Täter bis in die Tiefe Ihres Körpers vorgedrungen ist.« Wir können dies auch wieder für den traumatisierten Ego-State von damals formulieren: »Dieser Tiefenschmerz zeigt, dass das Kind damals vom Täter im Innersten schwer verletzt wurde.«

- **Linderung des Tiefenschmerzes**
  Der Tiefenschmerz wird besonders durch Wärme gelindert, die über die Selbstberührung an der schmerzenden Körperregion oder über eine Wärmeflasche vermittelt werden kann. Wir bitten die Klientin, über die Tiefenregion des Traumaschmerzes ihre Hand zu legen und von dieser ausgehend in den Schmerz Wärme und Entspannung fließen zu lassen. Die Schwingungen einer Klangschale auf der schmerzenden Körperregion berühren lindernd den Tiefenschmerz: »Lassen Sie die Schwingungen des Tons der Klangschale in diese tiefe Schmerzregion hinein jetzt heilsam wirken.«

- **Lösen des Tiefenschmerzes über das Atmen und das Weinen**
  Wir bitten die Klientin, den Atem in die Region des Tiefenschmerzes hineinfließen zu lassen. Der Atem soll den Tiefenschmerz berühren, sanft durch ihn fließen und ihn so zum Lösen bringen: »Atmen Sie jetzt in diesen tiefen Schmerz Ihrer Verwundung und lassen Sie den Atem heilend durch ihn fließen. Beim Ausatmen geht ein Teil des Schmerzes nach außen und Sie spüren, wie er sich lösen kann.«
  Beim Ausatmen werden die Schmerzgefühle dem Atem mit nach außen gegeben. Sehr häufig löst sich nun der Tiefenschmerz auch über die Tränen. Die Klientin wird ermutigt, die Tränen fließen zu lassen und in den Tränen den Schmerz der Verletzung abflie-

ßen zu lassen. Zugleich ist dieses Weinen auch Ausdruck der tiefen Trauer über das, was der Klientin in der Traumatisierung angetan wurde.

- **Bild des Tiefenschmerzes entstehen lassen**
  Auch hier können wir, wie beim Abwehrschmerz, wieder ein Bild des Tiefenschmerzes entstehen lassen. Es ist dann meist auch schon ein Bild der inneren Traumaverletzung und der Traumawunde, die ich im nächsten Abschnitt beschreibe.

5.1.4 Heilende Arbeit mit den inneren Verwundungen im Trauma-Körper-Haus

Wenn wir mit dem Tiefenschmerz arbeiten, sind wir meist schon sehr nahe an den inneren Verletzungen und Verwundungen, sodass der Tiefenschmerz einen Wegweiser zur Verwundung in der Tiefe des Körpers darstellt und häufig auch mit dieser als identisch erlebt wird. Die innersten Verwundungen in der Tiefe des Trauma-Körper-Hauses sind der Kern einer jeden Komplextraumatisierung und stellen das eigentliche Trauma dar. Neben der Depotenzierungsarbeit mit dem Täter-Imprint ist die Heilung der Verwundungsschmerzen das Zentrum der Therapie mit Komplextraumata. Dabei arbeiten wir immer mit den jetzt zu spürenden Verwundungen, die zugleich immer auch die Wunden des damals traumatisierten Ego-States, also zum Beispiel des 13-jährigen Mädchens, das durch den Schwimmlehrer sexuelle Gewalt erlebt hat, sind. Wir können die folgenden Methoden immer direkt an die Verwundung des traumatisierten Ego-States adressieren oder dies implizit über die aktuelle Körpererfahrung geschehen lassen:

- **Aktivierung der Wundheilungskräfte, der inneren Apotheke und Wundheilerin**
  Für die Heilung der Traumawunden bitten wir die Klientinnen, die Selbstheilungskräfte ihres Körpers zu aktivieren, insbesondere die Fähigkeit des Körpers, Zellen nachwachsen zu lassen, Wunden zu verschließen und diese selbst zu heilen. Dabei geht die Klientin

in eine Tiefenentspannung, nimmt Kontakt zu den Selbstheilungskräften auf und lässt diese stark werden: »Ich möchte Sie einladen, zu Ihren Wundheilungskräften, die jeder Organismus in sich hat, Kontakt aufzunehmen und sie jetzt in sich stark werden zu lassen. Dabei wird jetzt das Bild einer inneren Heilkraft oder einer Inneren Heilerin auftauchen. Schauen Sie, wie diese jetzt aussieht.«
Die Selbst- und Wundheilungskräfte werden über das Bild einer Inneren Wundheilerin aktiviert, die sich nun den inneren Wunden zuwenden wird (vgl. Therapiedialog in Kapitel 3.5.3). Wir können die Klientin bitten, an einem Kraftort der Inneren Wundheilerin zu begegnen, sodass sie mit der Inneren Heilerin vertraut wird und deren heilende Kraft und Ausstrahlung spürt. Wir bitten die Klientin, eine innere Apotheke oder einen Kräutergarten mit den Heilmitteln zu imaginieren, die jetzt zur Heilung der tiefen Traumawunden gebraucht werden. Die Klientin sucht sich dann die passenden Heilmittel wie Salben, Cremes, Tinkturen oder Essenzen für den weiteren Prozess aus.

- **Erlaubnis zum Heilungsprozess**
Wir sprechen gegenüber der Klientin ausdrücklich die Erlaubnis und Ermutigung aus, die tiefen Traumawunden in ihrem Trauma-Körper-Haus heil werden zu lassen, weil die Klientin sich dies häufig selbst verbietet: »Nachdem der Täter entmachtet wurde, können Sie sich selbst und Ihren Wundheilungskräften die Erlaubnis geben, jetzt für Ihre Traumawunden und für die Verwundungen des Mädchens in Ihnen zu sorgen.«
Oft gibt es hier noch toxische Verbote, die vom intrusiven Täter ausgesprochen oder nahegelegt wurden, dann müssen wir diese toxischen Programme erneut externalisieren und detoxifizieren. Oft verweigern sich die traumatisierten Ego-States das Heilwerden der Traumawunden selbst, teils aus Loyalität zum Täter, teils als Selbstbestrafung. Hier müssen wir erneut die Loyalität gegenüber dem sekundär introjizierten Täter auflösen und noch einmal mit den täterloyalen oder täteridentifizierten Ego-States arbeiten (Kapitel 4.4.4).

- **Imagination oder Symbolisierung der inneren Verletzungen**
  Über die Arbeit mit dem Tiefenschmerz sind wir in aller Regel schon an den inneren Verletzungen im Trauma-Körper-Haus, für die wir nun ganz gezielt Bilder oder Symbole entstehen lassen können. Die Klientinnen werden gebeten, an die schmerzenden Stellen im Tiefenraum des Körpers zu schauen und nicht nur für den Schmerz, sondern nun auch für die Verwundung selbst Bilder, Symbole oder Farben entstehen zu lassen: »Gehen Sie jetzt an die tief liegende Stelle Ihrer Traumawunde und lassen Sie ein Bild für diese Verwundung in Ihnen entstehen. Beschreiben Sie für mich dieses Bild, mit dem wir jetzt und in den nächsten Sitzungen arbeiten werden.« Für den traumatisierten Ego-State von damals können wir den Impuls geben: »Lassen Sie jetzt für die Verwundung und Verletzung des traumatisierten Mädchens von damals ein Bild oder Symbol, es kann auch eine Farbe oder ein Klang sein, entstehen.«
  Gerade die nicht erinnerbaren oder völlig dissoziierten Komplextraumata können nun über die Arbeit an den inneren Verwundungen erreicht und gelöst werden (Kapitel 4.4.3). Oft wird erst jetzt über die Visualisierung der inneren Verwundungen noch einmal deutlicher oder über den Körper verifiziert, wie die damalige intrusive Traumatisierung ausgesehen hat.
  Sehr häufig werden für die inneren Verletzungen Bilder von einer klaffenden Wunde, einer inneren Blutung, eines verwundeten Herzens, eines blutenden Risses oder eines dunklen Loches gewählt.

- **Lindern und Versorgen der Traumawunden und Verletzungen**
  Wir bitten die Innere Heilerin der Klientin, imaginativ zuerst die inneren Blutungen zu stoppen und die Wunden zu versorgen. Die Klientin stellt sich vor, wie diese die tief im Körper liegenden Wunden behutsam abtupft, ausspült, reinigt und desinfiziert: »Stellen Sie sich vor, Ihre Innere Wundheilerin, also Ihre heilende innere Frau, versorgt jetzt Ihre Wunden, tupft sie ab, reinigt sie …, macht einfach genau all das, was Ihre Traumawunde zur Heilung braucht.« Auch hier können wir diesen Impuls direkt für den trau-

matisierten Ego-State formulieren: »Lassen Sie Ihre Innere Wundheilerin jetzt das für die Verwundungen des Mädchens von damals tun, was die Traumawunden des Mädchens jetzt und damit Ihr Körper brauchen.«
Bei der Reinigung und Desinfektion werden letzte Überreste des Täter-Imprints und seiner toxischen Reste ausgewaschen und beseitigt. Wir lassen die Klientin in der Imagination feuchte und kühlende, und damit heilende, Kompressen auf die Wunde legen oder lassen sie diese verbinden. Wir lassen die Klientin oder den traumatisierten Ego-State spüren, wie der Wundschmerz nun allmählich seine Schärfe verliert, weicher wird und nachlässt.

- **Heilender Atem für die inneren Traumawunden**
  Hier wird der Atem nicht zum Ableiten des Schmerzes, sondern als Heilmittel für die Traumawunde selbst genutzt. Die kühlende oder wärmende Atemluft unterstützt nun die Heilungsprozesse an den Wunden. Wir leiten die Klientinnen an, ihren Atem zu den inneren Verletzungen, zum Beispiel im Becken- oder Bauchraum, zu lenken, den Atem kühlend und heilend über die Wunden oder durch die Wunden streichen zu lassen: »Lassen Sie jetzt Ihren Atem heilend in Ihre Traumawunde fließen, wie ein flüssiges Heilmittel, und Sie spüren, wie der Atem jetzt die Verwundungen in Ihrem Trauma-Körper-Haus heilen kann« oder wieder für den traumatisierten Ego-State formuliert: »Lassen Sie jetzt Ihren Atem heilend in die Wunden des Mädchens von damals fließen, sodass die Wunden des Mädchens jetzt abheilen können.«

- **Lichtstrom als Heilungskraft**
  Wir bitten die Klientin oder die Innere Heilerin, ein heilendes Licht, ähnlich wie den Atem, in der entsprechenden Farbe wie Orange oder Rot an und in die Wunden fließen zu lassen, um dort die Wundheilungskräfte des Körpers zu fördern. Die Klientin erprobt dabei verschiedene Farben des Lichtes, die unterschiedliche Aspekte der Heilung anregen. So kann blaues Licht zuerst zum Abheilen, ein rotes Licht zum Zuheilen der Wunden beitragen. Die Anleitung für die Wunden des traumatisierten Ego-States

lauten hier: »Lassen Sie in die tiefen Verletzungen des Mädchens jetzt ein heilsames Licht, zum Beispiel in den Farben Rot oder Blau, ganz wie es die Wundheilung braucht, fließen.«

- **Heilung der Traumawunden durch die Innere Heilerin**
  Wir bitten die Klientin, die imaginierte Wundheilerin in das Trauma-Körper-Haus einzuladen, damit sie nun zu den tief im Körper liegenden Verwundungen gehen kann, sich ihnen mit ihrer Heilkraft heilsam zuwenden und die Verletzungen heilend berühren kann. Wir können nun auch die Innere Heilerin direkt ansprechen mit der Bitte, für die Klientin deren Traumawunden jetzt heilend zu berühren: »Ich möchte Ihre Innere Heilerin direkt ansprechen, ist das o.k.? Ja, dann möchte ich dich, Innere Heilerin bitten, die inneren Verwundungen von Marion jetzt heilend zu pflegen.«
  Die Klientin spürt, wie sich die heilende Behandlung durch die Wundheilerin an den verletzten Körperregionen anfühlt. Dabei sind auch kleinste heilsame Veränderungen wichtig, die wir über das Spüren zugänglich werden und dann über das Auflegen der Hand der Klientin an dieser Körperstelle verankern lassen.

- **Heilung der Traumawunden durch imaginierte und konkrete Heilmittel**
  Wir bitten die Innere Heilerin, die aus der imaginierten Apotheke oder dem Heilgarten ausgesuchten Heilmittel für die Verletzungen anzuwenden, also zum Beispiel die Wunden mit einer heilsamen Tinktur oder Essenz zu betupfen. Wir bitten die Klientin, sich vorzustellen, wie oral eingenommene Wundheilungsmittel an die Verwundungen fließen und dort wundheilend wirken.
  Die Klientin kann die Arbeit der Inneren Heilerin unterstützen, indem sie für sich und ihre Traumawunden heilsame Gerüche aus Essenzen inhaliert, heilsame Musik hört oder selbst macht oder über verschiedene Massagetechniken einer Physiotherapeutin die körperlichen und damit auch psychischen Wundheilungsprozesse fördert. Vielen Klientinnen helfen hier auch die Klänge von Klangschalen oder Gongs, Akupunktur oder andere alternative Heil-

methoden zum Beispiel aus der Naturheilkunde oder Homöopathie. Wir klären mit der Klientin, welche dieser Methoden für sie passt, und ermutigen sie, diese dann mit einer offenen Haltung zu erproben.

- **Heilung der Traumawunden imaginieren und geschehen lassen**
  Wir lassen die Klientin imaginieren, wie die Blutungen der inneren Verwundungen versiegen und aufhören. Dann kann die Klientin sehen, wie die Wunde von den Wundrändern her allmählich zuwächst und sich verschließt: »Sie können sich vorstellen, wie diese Wunde in Ihrem Genital- und Beckenbereich allmählich zuwächst, Zelle um Zelle, Stück für Stück ganz sicher die Schleimhaut sich schließt.« Wieder auf den traumatisierten Ego-State bezogen lautet der Impuls: »Sie spüren, wie bei dem Mädchen in Ihnen die inneren Verletzungen jetzt beginnen zu heilen, wie die Wunde zuwächst und dieser Organbereich des Mädchens und damit von Ihnen wieder ganz heil wird.«
  Die Klientinnen können diese noch verletzlichen Stellen in der Imagination mit Heilsalbe eincremen, mit einer Heiltinktur bestreichen oder sie verbinden lassen. Wir können die Klientin bitten, mit ihren zuheilenden Wunden oder den sich bildenden Narben ein kühlendes Bad in einem See oder ein warmes Bad mit Kräuteressenzen zu nehmen.

- **Langsame Wundheilungsprozesse begleiten**
  Die Heilung der inneren Traumawunden ist häufig ein längerer Prozess, bei dem oft nur kleine Schritte der Wundheilung möglich sind. Wir gehen mit den Klientinnen immer wieder an die vielleicht noch schmerzenden, nässenden oder teils offenen Wunden, leiten sie immer wieder neu an, sich den Traumawunden zuzuwenden und sie heilsam zu versorgen. Als Therapeutinnen brauchen wir hier Geduld und Gelassenheit, um kleinste Fortschritte bewusst zu machen, zu würdigen, jeweils zu verankern und zu nächsten kleinen Heilungsschritten einzuladen. Dies gilt natürlich auch für die Verwundungen der traumatisierten Ego-States von damals.

- **Schmerz- und Wundgedächtnis transformieren**
Wir bitten die Klientin, ihrem bisherigen Wund- und Schmerzgedächtnis zu danken. Es hat die Schmerzen und Verletzungen als existenziell schmerzlichen, aber wichtigen Teil der eigenen Biografie aufbewahrt. Es hat aber auch mit der Generalisierung und Intensivierung des Schmerzerlebens zwar belastend, aber doch immer wieder drängend darauf hingewiesen, dass die Schmerzen gelöst und die Verwundungen bearbeitet werden sollten. Nun kann das Schmerz- und Wundgedächtnis in diesen Funktionen zurücktreten und eine neue Aufgabe übernehmen. Die nun nicht mehr schmerzende, aber noch spürbare Körpererinnerung an die Verwundungen und Verletzungen wird zum Wächter gegenüber möglichen neuerlichen Grenzverletzungen anderer Menschen gegenüber der Klientin. Schließlich wird das nun transformierte Schmerz- und Wundgedächtnis auch zum Impuls, die Selbstheilungsfähigkeiten des Organismus immer wieder bewusst zu aktivieren.

- **Häufige traumabedingte Erkrankungen bearbeiten**
Über die konkreten Schmerzen und Traumawunden hinaus haben Klientinnen häufig eine symptomatisch gewordene Erkrankung (Heim et al., 2020) entwickelt, wie massive Kopfschmerzattacken oder immer wiederkehrende, oft sehr hartnäckige Infektionen, die bei sexueller Gewalt häufig im Genitalbereich zu finden sind. Andere häufig auf eine Komplextraumatisierung zurückgehende Erkrankungen wie Bluthochdruck, rheumatische Erkrankungen, Fibromyalgie (Egle & Egloff, 2020), das Chronische Fatigue Syndrom (CFS) (Gaab, 2020) oder Darmbeschwerden (Konturek, 2020) müssen in jedem Fall medizinisch abgeklärt und gegebenenfalls medizinisch behandelt werden.
In der Arbeit mit den Symptomen solcher Erkrankungen lassen wir die Symptome ähnlich wie die Schmerzen spüren und fragen dann das Symptom, ob und wie es zu der bekannten intrusiven Traumatisierung passt. Hier nutzen wir die Beschwerden der Erkrankung wie eine Affektbrücke als körperlich vermittelte Symptombrücke, bei der vom Erleben des Symptoms eine Brücke zu den

Aspekten der Traumatisierung gebahnt wird: »Wir arbeiten heute von Ihren Beschwerden Ihrer Fibromyalgie ausgehend. Spüren Sie in einen typischen Schmerzpunkt Ihrer Fibromyalgie und lassen Sie sich von diesem Symptom zu einem noch unbearbeiteten Aspekt Ihrer Traumatisierung führen. Was will dabei auftauchen, sodass wir es wieder wie bisher gut bearbeiten können?«
Meist wird dann die enge Verbindung des Symptoms zu dem spezifischen Komplextrauma, dem intrusiven Täterhandeln und dem destruktiven Weiterwirken des Täter-Imprints erlebbar. Nicht selten sind die Symptome der Erkrankung auch Chronifizierungen der Traumareaktionen und der angst- oder schmerzbedingten Abwehr-, Schutz- und Stressreaktionen. Oft sind sie auch Ausdruck der verdrängten oder abgespaltenen Traumawunden, die sich in den Symptomen der Erkrankung melden und zeigen wollen. Über die hier beschriebene Traumatherapie können sich dann diese durch die Komplextraumatisierung bedingten Erkrankungen oder Vulnerabilitäten für wiederkehrende Erkrankungen allmählich lösen.

- **Umgang mit bleibenden Narben der Traumawunden**
Bei schweren intrusiven Komplextraumatisierungen werden häufig Narben zurückbleiben, die zu besonderen Zeiten oder Anlässen, die Erinnerungen an die Traumatisierung wachrufen und erneut schmerzen werden. Auch wenn der Narbenschmerz nicht mehr so massiv ist, bleibt er oft belastend oder irritierend. Die Klientin kann dann die beschriebenen Methoden zur Linderung und Heilung des traumatischen Schmerzerlebens und der Traumawunden erneut anwenden. Zugleich werden die Narben als Erinnerung an die nun allerdings überwundene Traumatisierung verstanden, die zur Biografie gehört und einen wichtigen, wenn auch tragischen, Aspekt der eigenen Biografie ausmacht. Zugleich werden sie wie das transformierte Schmerz- und Traumagedächtnis als Impuls verstanden, das bisher Erreichte in der Traumabearbeitung weiter zu stabilisieren und zu vertiefen.

Therapiedialog
Arbeit mit den tiefen Traumawunden

Therapeut: Ich möchte Sie und Ihren Organismus zur Heilungsarbeit an Ihren Verletzungen in Ihrem Becken- und Bauchraum einladen, die der Täter bei seinen gewaltsamen Übergriffen während Ihres Komas bis heute in Ihrem Körper hinterlassen hat. Das ist nun möglich, nachdem wir den Täter mehrmals depotenziert und aus Ihrem Körper nach außen verbannt haben. Sind Sie dazu bereit?

Klientin *nickt und schließt die Augen.*

Therapeut: Legen Sie Ihre Hände dorthin, wo Ihre Schmerzen auf die tiefliegende Verwundung hinweisen, die Verwundungen, die der 22-jährigen jungen Frau vor fünf Jahren zugefügt wurden und die Sie bis heute in dieser Körperregion spüren.

Klientin *legt ihre Hände behutsam auf die Becken- und Bauchregion.*

Therapeut: Schauen Sie sozusagen mit Ihren Händen jetzt zu den Verwundungen, und schauen Sie, welches Bild oder Symbol für diese Wunden jetzt aufsteigen oder sich einstellen will.

Klientin: Es ist so was wie ein blutender Riss, der durch meinen Unterleib geht.

Therapeut: Ja, das ist wohl ein passendes Bild für Ihre Traumawunde, die wir – oder genauer gesagt – Ihre Innere Wundheilerin – jetzt versorgen wird.

Klientin: Die brauche ich jetzt auch.

Therapeut: Genau, lassen Sie Ihre Wundheilerin, diese alte Heilerin mit ihrem uralten Menschheitswissen vom Heilen, jetzt diesen Riss versorgen, vielleicht nähen, vielleicht abtupfen, einen Heilverband anlegen – all das, was die Wundheilerin jetzt tun kann, wird sie tun.

Klientin *nickt:* Ich spüre sie jetzt an dieser Körperstelle und merke, dass sie etwas Gutes für meine Wunde tut.

Therapeut: Lassen Sie einfach geschehen, was an Heilung jetzt geschehen will. Vielleicht wird die Blutung gestillt, vielleicht beginnen die Ränder des Risses zusammenzuwachsen ... einfach nur schauen, wie die Wunde jetzt ganz langsam, aber ganz sicher heilen will.

Klientin *nickt.*

5.2 Wiederaneignung und Wiederbewohnen des Körpers-Hauses

Nachdem in der Depotenzierungsarbeit der Täter aus dem Körper externalisiert wurde und nun die schwersten Traumawunden im Trauma-Körper-Haus weitgehend geheilt wurden, können die Klientinnen und die traumatisierten Ego-States beginnen, sich ihren Körper als eigenen, von ihnen belebten Organismus wieder anzueignen und sich in ihrem Körper allmählich wieder wohlzufühlen. Deshalb geht es in einem letzten Schritt bei der Arbeit mit dem Trauma-Körper-Haus um eine bewusste Wiederaneignung und ein Wiederbewohnen des nun von innen her befreiten und weitgehend geheilten Körpers, der nun wieder zum eigenen Körper-Haus werden kann.

- **Körperbild von innen besetzen**
  Erneut greifen wir die Arbeit mit der Body-Map auf und laden die Klientin ein, ihre Body-Map neu zu zeichnen mit den Körperregionen, die sich nun frei und wohl anfühlen. Wir lassen diese Regionen in verschiedenen angenehm leuchtenden Farben ausmalen und bitten dann die Klientin, in der Vorstellung nun in diese Körperregionen zu schlüpfen und sie von innen her zu spüren mit den Worten »Dieser Bereich ist frei und gehört wieder ganz zu mir« oder »Dieser Bereich fühlt sich jetzt gut an und ist Teil von meinem Körper«; für den Körper des damals betroffenen, nun befreiten und geheilten Ego-States lautet die Botschaft: »Das Mädchen kann von innen her spüren, dass sein Körper ganz frei ist und sich wieder gesund anfühlt.«

- **Körper von innen her ausfüllen**
  Wir gehen nun mit einem Body-Scan weiter und lassen die Klientin den ganzen Körper spüren, indem sie durch ihren Körper mit dem Fokus ihrer Achtsamkeit wandert. Dabei soll sie jede Körperregion von innen als Teil des ganzen Körpers spüren. Wir bitten sie dazu, die jeweiligen Muskeln anzuspannen, sodass bildlich gesprochen alle Fasern des Körpers zu spüren sind. Die Körperinnenbereiche wie den Atemraum, den Bauch- und Beckenraum lassen wir durch verstärktes Einatmen und Festhalten des Atems in einem »Aufblasen« spüren. Wir lassen die Klientin dabei Sätze formulieren wie: »Ich bin wieder ganz in meinem ganzen Körper, in jedem Winkel, in jeder Zelle meines Körper-Hauses.« Diesen Impuls geben wir auch dem traumatisierten Ego-State: »Das Mädchen kann nun seinen vom Täter befreiten und geheilten Körper wieder von innen her ganz ausfüllen und ganz als eigenen Körper spüren.«

- **Körper mit eigener Körperfarbe füllen**
  Wir bitten die Klientin, nun an die Körperstelle zu gehen, an der sie sich am wohlsten und entspanntesten fühlt. Dann bitten wir sie, an dieser Körperstelle für dieses Gefühl des Wohlbefindens eine Farbe entstehen und diese Farbe sich über den ganzen Körper ausdehnen zu lassen, sodass sie ganz mit der Farbe des Wohlbefindens erfüllt ist: »Sie haben Ihre Herzgegend jetzt als die Körperregion erlebt, an der Sie sich am wohlsten fühlen. Gehen Sie mit Ihrer Achtsamkeit dorthin und schauen Sie, welche Farbe Ihres Wohlbefindens an dieser Körperstelle entstehen will. Nun lassen Sie diese Farbe Ihres Wohlbefindens sich über den ganzen Körper ausdehnen, sodass Ihr ganzer Körper, Ihr ganzes Körper-Haus und Sie selbst von Wohlbefinden erfüllt sind.« Für den betroffenen Ego-State formulieren wir: »Das Mädchen kann an der Stelle, an der es sich jetzt am wohlsten fühlt, eine Farbe des Wohlbefindens entstehen und diese Farbe sich ausdehnen lassen, sodass sein Körper ganz von dieser Farbe ausgefüllt ist.«

- **Körper mit Körperkraft und Energie ausfüllen**
  Wir lassen die Klientin nun spüren, wie ihre Kraft in ihren Körper zurückkehrt. Wir bitten sie, sich bewusst bei Sport, Wandern oder körperlicher Arbeit anzustrengen und dabei die Kraft und Energie in ihrem Körper zu spüren. Manche Klientinnen können ihre Kraft und Ausdauer nun auch, beispielsweise in einem Sportstudio, bewusst trainieren und aufbauen. Andere Verfahren wie Qi Gong oder Tai Chi verbinden das Konzept von Qi als fließende Energie und Kraft mit stärkendem Üben und Achtsamkeit (Reddemann, 2020a). Mit der zurückkehrenden Kraft fühlen sich die Klientinnen über die zunehmende Körperbeherrschung in ihrem Körper vertrauter und sicherer, zugleich wird über das Üben und die kräftigende Erfahrung dieser Methoden auch die Selbstwirksamkeit gestärkt. Für den damals betroffenen Ego-State können wir beispielsweise in einer Tiefenentspannung formulieren: »Das Mädchen spürt zunehmend mehr Kraft und Power in sich, so wie Pippi Langstrumpf voller Energie ihr Pferd mit beiden Armen in die Höhe stemmen kann, genauso kräftig und energiegeladen ist das Mädchen jetzt wieder.«

- **Körperzentrum finden und beleben**
  Wir bitten nun die Klientin, beim aufrechten Stehen in ihrem Körper den Schwerpunkt und damit die gefühlte Mitte zu finden, die Hände auf die Bauch- oder Beckenregion zu legen und ein Symbol für die neu gefundene eigene Mitte des Körper-Hauses entstehen zu lassen. Die Klientin sollte in den nächsten Wochen immer wieder das Spüren ihrer Körpermitte einüben und die Ruhe und die Kraft von diesem Körperzentrum in den Körper ausstrahlen lassen.

- **Körper als Lustkörper wiederentdecken**
  Besonders bei Traumatisierungen durch sexuelle Gewalt ist auch ein Wiedererleben und Wiederbesetzen des eigenen Organismus als lustvoller Körper sehr wichtig (Maltz, 2012; Büttner & Paschinger, 2021). Dieser Schritt kann erst ganz am Ende eines Heilungsprozesses erfolgen. Die Klientinnen werden angeleitet, zunächst

Kontakt mit ihrem Beckenraum aufzunehmen und ihn wie die Körpermitte von innen her zu erleben, mit Energie zu füllen, Wohlbefinden und vielleicht auch schon erste Empfindungen von Lust zu spüren. Dann werden die Klientinnen eingeladen, zunächst in der Imagination, dann zu Hause, im konkreten Durchführen ihre erogenen Zonen behutsam streichelnd zu berühren, sie wiederzuentdecken, dabei erste sinnliche Reaktionen wahrzunehmen und sie allmählich zu verstärken. Im Rahmen einer Paar- oder Sexualtherapie kann dann auch der Partner in diese vorsichtigen Annäherungen an den eigenen Lustkörper einbezogen werden (Maltz, 2012; Rittel, 2021). Die Klientin kann dann ganz behutsam und selbstbestimmt auch wieder körperliche Nähe und Lust mit dem Partner zulassen und erleben.

Der hier linear dargestellte Prozess der Arbeit mit dem Trauma-Körper-Haus der Klientin und den traumatisierten Ego-States erfordert bei intrusiven Komplextraumatisierungen in aller Regel mehrere Durchläufe. Es gibt immer wieder auch schleifenförmige Wiederholungen an den verschiedenen hier dargestellten Stationen des Gesamtprozesses. So kann es zum Beispiel erforderlich sein, dass die Klientin ihre liebevolle Körperwahrnehmung immer wieder einübt oder dass zum Beispiel nach Foltererfahrungen die Arbeit an verschiedenen Verwundungen im Trauma-Körper-Haus mehrfach wiederholt werden muss. Die Arbeit am Trauma-Körper-Haus wiederum ist eng verflochten mit der nun im Folgenden dargestellten Heilungsarbeit am Trauma-Selbst-Haus. Die Arbeit am Trauma-Körper-Haus muss zwar nicht abgeschlossen, aber doch weit fortgeschritten sein, bevor wir zur intensiven Heilungsarbeit am Trauma-Selbst-Haus als letztem Schwerpunkt des therapeutischen Prozesses gehen können.

5.3 Traumaheilung als Heilung des Trauma-Selbst-Hauses

Nachdem wir die Traumaheilung als Heilung des Trauma-Körper-Hauses und der Traumaverletzungen dargestellt haben, kommen wir nun zur Arbeit mit dem Trauma-Selbst-Haus. Auch hier arbeiten wir mit dem Trauma-Selbst-Haus der erwachsenen Klientin von heute und dem Trauma-Selbst-Haus des damals traumatisierten Ego-States. Ich betone noch einmal, dass beide Prozesse, also die heilende Arbeit am Trauma-Körper-Haus und am Trauma-Selbst-Haus im konkreten Therapieprozess eng miteinander verbunden sind und wir ständig zwischen ihnen hin- und herpendeln. So können wir zum Beispiel von der Traumawunde als körperlicher Wunde zu einem zerstörten Wohnraum im Trauma-Selbst-Haus als Bild der psychischen Verletzung pendeln. Umgekehrt können wir fragen, wie die Zerstörung eines Innenraumes im Trauma-Selbst-Haus sich körperlich anfühlt. Da viele psychische Heilungsprozesse, wie zum Beispiel das Errichten von Ich-Grenzen, eine körperliche Basis, etwa im Erleben der Hautgrenzen, haben, können wir etliche Methoden von der Arbeit am Trauma-Körper-Haus für die Arbeit am Trauma-Selbst-Haus übernehmen. Deshalb werde ich mich im Folgenden kürzer fassen.

Bei den in der Kindheit oder Jugendzeit zurückliegenden Traumatisierungen wird in der Traumaarbeit das Trauma-Selbst-Haus des Kindes oder Jugendlichen von damals aktualisiert. Ich greife hier das Fallbeispiel 7 »Sexuelle und körperliche Gewalt durch eine Jugendgang« auf, in dem der Junge schwere Demütigungen und Beschämungen, also Verletzungen seines Selbst und Zerstörungen in seinem Selbst-Haus, erfahren musste.

Wir können die Aktualisierung wieder unterstützen, indem wir fragen: »Wenn wir jetzt mit Ihrem Trauma-Selbst-Haus arbeiten, ist das immer auch das Trauma-Selbst-Haus des traumatisierten Kindes von damals«, »Lassen Sie uns heute an den Demütigungen, also an den Beschädigungen des Selbsterlebens des Jungen von damals arbeiten« oder: »Was braucht das traumatisierte Kind für sein damaliges Ich, damit es sich nachholend gut entwickeln kann?«

Wir greifen für die Heilungsarbeit am Selbst, also an der Person der Klientin, unsere Grundmetapher des Trauma-Selbst-Hauses auf. Falls die Klientin für sich eine andere Metapher zum Beispiel einen verwüsteten Garten oder ein Bild einer Landschaft gewählt hat, arbeiten wir damit gleichermaßen.

Wir wissen aus der bisherigen Arbeit mit der Klientin, welche Bereiche des Ichs und des Selbst, wie beispielsweise das gebremste Selbstwertgefühl oder die eigene Würde, durch den intrusiven Täter verletzt, blockiert oder gar zerstört sind und an welchen Stellen des Trauma-Selbst-Hauses der toxische Täter weiter destruktiv wirkt. Wir wissen auch, welche selbstdestruktiven Verhaltensweisen, wie Selbstabwertungen oder Selbstbeschuldigungen, das eigene Selbst-Haus weiter beschädigen. So können wir von diesen konkreten Symptomen aus auch gezielt mit den Beschädigungen des Trauma-Selbst-Hauses arbeiten.

Dabei geht es um ein Wiederherstellen, Befreien, Rekonstruieren, Wiederbesetzen und Wiederbewohnen des Selbst-Hauses der Klientin von heute und des damals traumatisierten Ego-States. Folgende Prozessschritte sind für die Heilung des Trauma-Selbst-Hauses wichtig, das wir nun in Richtung eines eigenen befreiten und integrierten Selbst-Hauses transformieren:

- **Erkundung des Trauma-Selbst-Hauses und seiner Innenräume**
  Nachdem das Täter-Imprint und der innere Täter-Komplex aus dem Trauma-Körper-Haus (4.3.4) und dem Trauma-Selbst-Haus (4.3.5) externalisiert wurden, ist das Selbst-Haus nun wieder frei zugänglich für die Klientinnen. Sie können nun ihr inneres Selbst-Haus ohne Gefahr explorieren und die Deformationen und Zerstörungen durch das Täter-Imprint und den internalen Täter-Komplex erkunden. Dies ist zwar schmerzlich und traurig, aber nicht mehr gefährlich. Auch der betroffene Ego-State, zum Beispiel des 14-jährigen Jungen im Fallbeispiel 7, kann sich nun wieder in sein eigenes Selbst-Haus hineinwagen. Zur Sicherheit der Betroffenen bitten wir beim ersten Besuch, die Depotenzierungsgestalt in ihr Trauma-Selbst-Haus mitzunehmen: »Wenn Sie nun in Ihr vom Täter beschädigtes Selbst-Haus hineingehen, wäre es

klug, wieder die bekannte Depotenzierungsgestalt mitzunehmen.« Für den 14-jährigen Jungen in Fallbeispiel 7 lautet der Impuls: »Wenn der Junge nach innen schaut, um zu gucken, was da beschädigt ist, braucht er wieder den riesigen Hund, der ihn dabei begleitet.«

Wir leiten die Klientinnen an, in der Imagination langsam und behutsam in die verschiedenen Innenräume des Selbst-Hauses zu gehen, sich umzuschauen und sie zu explorieren. Dabei gibt ihnen die Depotenzierungsgestalt Sicherheit für die Exploration des Selbst-Hauses und gegebenenfalls auch Trost bei der Trauer über die schlimmen Beschädigungen im Selbst-Haus.

- **Zugang zu bisher vermiedenen oder dissoziierten Räumen des Trauma-Selbst-Hauses**

Bei dem imaginativen Rundgang werden nun auch die Türen oder zugemauerten Zugänge zu bisher ängstlich vermiedenen, oft auch dissoziierten Innenräumen des Selbst-Hauses sichtbar. Manchmal muss auch ganz gezielt nach unzugänglichen Innenräumen, die durch die Dissoziation entstanden sind, gesucht werden. In Begleitung der schon bekannten Depotenzierungsgestalt leiten wir die Klientin an, die verschlossenen Türen zu öffnen und zunächst mit Abstand in den Raum zu blicken: »Ich möchte Sie nun bitten, auch noch verschlossene Räume zu besuchen. Schauen Sie, welche Türen bisher noch verschlossen sind. Das kann nochmals erschreckend oder schmerzlich sein, aber es ist wichtig, nun auch diese Räume zu öffnen. Nun öffnen Sie ganz vorsichtig die Tür und schauen mit Abstand dort hinein, und berichten Sie mir darüber, was Sie dort sehen.«

Für den Jungen aus Fallbeispiel 7 lautet die Anleitung: »Der Junge soll noch einmal nach innen schauen in die Räume seines Selbstwertgefühls und seines Selbstvertrauens, um zu sehen, wo es noch unentdeckte Demütigungen oder Kränkungen durch die schlimmen Kerle gibt.«

Häufig tauchen hier noch einmal bisher unbearbeitete Traumaszenen auf. Dann werden diese Szenen mit den bekannten Methoden bearbeitet. Danach kann das Zimmer begangen, gelüftet, später neu eingerichtet und schließlich wieder in das ganze Selbst-Haus integriert werden.

- **Psychische Schmerzen zulassen und in Würde annehmen**
Zwar ist die Erkundung des Trauma-Selbst-Hauses nun nicht mehr gefährlich, weil der Innere Täter externalisiert und depotenziert wurde, aber nun wird schmerzlich sichtbar, welche Zerstörungen der intrusive Täter im Selbst-Haus angerichtet und hinterlassen hat. Hier wird nun vor allem der psychische Schmerz, den eine Komplextraumatisierung hinterlässt, aktiviert. Wir bitten die Klienten, die psychischen Schmerzen in Form von Demütigung, Beschämung, Missachtung und Verletzung ihres Selbst, ihrer Integrität und ihrer Würde zu spüren mit der Frage: »Wie tut das weh?« Wenn der Junge in Fallbeispiel 7 noch einmal seine Demütigungen durch die Gang spürt, fragen wir: »Wie tun die Demütigungen durch die Gang jetzt weh? Welchen Schmerz spürt der Junge einerseits und Sie selbst andererseits darüber?«
Die erste Auflösung des psychischen Schmerzes einer Traumatisierung liegt im Zulassen der Trauer und einer erneuten Wut, die sich gegen die Selbstwertbeschädigung wehrt und die als Energie für deren Überwindung genutzt werden kann.
Der psychische Schmerz kann letztendlich dann gelöst werden, wenn die Klientinnen die Beschädigungen im Selbst mit Würde anschauen, sie als Realität stehen lassen, an deren Überwindung und an die Wiederherstellung der Integrität des Selbst glauben. Auch die traumatisierten Ego-States können mit der hier beschriebenen Arbeit am Trauma-Selbst-Haus wieder ihre eigene Integrität als Kind oder Jugendliche gewinnen, zum Beispiel mit folgender Anleitung für den Jungen aus Fallbeispiel 7: »Wenn Sie heute und der Junge von damals auf das schauen, was die Gangmitglieder ihm angetan haben, dann brauchen weder Sie noch der Junge sich klein zu fühlen. Der Junge kann sagen: ›Das war schlimm, aber ich bin jetzt darüber hinweg und bin wieder selbstbewusst und stark.‹«

- **Trauer und Wut über die Zerstörung im Trauma-Selbst-Haus spüren und zulassen**
  Wir laden die Klientin ein, die berechtige und stimmige Trauer, aber auch noch einmal die Wut über die Zerstörungen im Trauma-Selbst-Haus zu spüren und zuzulassen und damit den psychischen Schmerz zu lösen. Wir bitten die Klientin, auch den durch die Traumatisierung zugefügten Verlust der Selbstachtung und der Würde zu spüren, und laden sie dann ein, den Verlustschmerz und die daraus folgende Trauer in den Tränen und im Ausatmen ins Fließen und Abfließen zu bringen. Die fließende Trauer ist hier das Heilmittel für den psychischen Schmerz, der in der abfließenden Trauer sich lösen und nach außen gehen kann: »Ja, atmen Sie in den Schmerz darüber, was Ihnen als Person angetan wurde, und lassen Sie den Schmerz sich in der Trauer jetzt lösen.«
  Auch die im psychischen Schmerz gebundene Wut kann sich jetzt aus diesem lösen und den Schmerz in Selbstbewusstsein transformieren. Aus diesem neu gewonnenen Selbstbewusstsein können die Klientin und ihr traumatisierter Ego-State noch einmal dem Inneren Täter gegenübertreten und nun ihre gewonnene Stärke zeigen, zum Beispiel: »Wenn der Junge nochmals die Wut spürt, kann diese ihn größer machen. Er kann nun diesen Gangmitgliedern mit Selbstbewusstsein gegenübertreten und ihnen sagen: ›Was seid ihr für arme Würstchen, dass ihr das damals machen musstet.‹« Die Wut über die Zerstörungen im Trauma-Selbst-Haus wird also nun zur Stärkung des Selbst eingesetzt.

- **Rekonstruktion und Aufbau von Ich-Grenzen nach außen**
  Wir bitten die Klientin, den Gartenzaun um das Haus in der Imagination wieder zu errichten, die Türen wieder schließfähig zu machen, sich neue Schlösser und Schlüssel anzuschaffen und herausgebrochene Mauerstücke im Selbst-Haus zuzumauern. Wir übergeben den Klientinnen symbolisch den neuen Hausschlüssel, sodass sie wieder die Schlüsselgewalt und das Hausrecht für ihr eigenes Selbst-Haus übernehmen. Wir lassen die Klientinnen diese symbolisierten Ich-Grenzen wie den Gartenzaun oder die fest schließende Haustüre auch auf der Körperebene spüren und

in konkretes Verhalten umsetzen. So leiten wir sie zum Beispiel an, im sicheren aufrechten Stand laut und deutlich Nein zu sagen, mit den Händen Abgrenzungsgesten auszuführen oder auch mit geballten Fäusten die eigene Abwehrbereitschaft zu spüren. Wir können die Klientin auch bitten, diese neuen Grenzen um ihr Selbst-Haus zu malen oder zu zeichnen und dabei den Gewinn der Abgrenzung für das eigene Selbst-Haus zu spüren.

- **Cleaning und Clarifizierung der Innenräume des Trauma-Selbst-Hauses**
  Der intrusive Täter hat nicht nur sein Imprint, sondern auch destruktive Botschaften, destruktive Anweisungen und toxische Abwertungen hinterlassen. Wir lassen die Klientin nachschauen und nachspüren, ob es noch solche Botschaften im Trauma-Selbst-Haus gibt. Wir leiten sie an, diese Botschaften aus den Innenräumen nach außen zu externalisieren, um sie zu depotenzieren. Imaginativ gehen die Klientinnen durch die Innenräume ihres Trauma-Selbst-Hauses und schauen, ob es dort noch vom Täter angebrachte Bilder, installierte Lautsprecher oder an die Wand gemalte Parolen gibt. Die Klientinnen entfernen diese vom Täter implementierten Botschaften, zerstören sie dann außerhalb des Selbst-Hauses und reinigen dessen Innenräume. Für den Jungen im Fallbeispiel 7 heißt das beispielsweise: »Wenn der Junge noch die blöden Sätze und das Gelächter dieser Kerle hört, kann er sie vom Wind wegwehen lassen, sodass sie sich einfach auflösen.«

- **Selbstbeschämung in Selbstbewusstsein und Stolz transformieren**
  Wir machen den Klientinnen deutlich, mit welchen selbstdestruktiven Aktionen, wie z. B. Selbstbeschämung, sie sich noch selbst schaden und wie diese als Auswirkungen des intrusiven Täterhandelns entstanden sind. Sollten diese noch Teile der toxischen Täter-Programmierung sein, lassen wir sie externalisieren und depotenzieren. Ansonsten lassen wir die Klientin die noch verbliebene Scham und die dazugehörigen Körperhaltungen spüren und bringen sie wieder im Atmen nach außen. Dabei entstehen bei der Klientin Gegenimpulse zur Scham, die wir aufgreifen

und verstärken. Die Klientin spürt zum Beispiel den Impuls, die niedergeschlagenen Augen zu öffnen, den Kopf zu heben und sich aufzurichten. Wir bitten die Klientin, im Stehen wahrzunehmen, wie das Einatmen die Wirbelsäule aufrichtet und sie mit dieser Haltung ihren Stolz und ihre Würde wiedergewinnt. Wir laden den Klienten aus Fallbeispiel 7 ein, den 14-jährigen Jungen groß, aufrecht und stolz hinstehen zu lassen und ihm dafür Anerkennung zu geben: »Der Junge kann jetzt groß und stark sein. Und das fühlt sich nicht nur gut an, sondern sieht richtig gut aus. Und darauf kann er sehr stolz sein.«

Da der Stolz die Gegenhaltung zur Scham ist, bitten wir die Klientin, konkrete Aktivitäten in ihrem Alltag zu sammeln, auf die sie stolz sein kann. Wir lassen die Klientin den Stolz in einer aufrechten Haltung und in einem selbstbewussten Blick erleben.

- **Selbstvorwürfe, Selbstbeschuldigung und Schuldgefühle lösen**
  Hier arbeiten wir ganz ähnlich wie im vorigen Abschnitt, indem wir mit den Klientinnen erarbeiten, wie Selbstvorwürfe zu Schuldgefühlen führen. Hier beziehen wir wieder die klare Position, dass die Betroffenen für die Traumatisierung nicht verantwortlich sind, sondern allein der Täter die Verantwortung für die Komplextraumatisierung trägt. Wir lassen die Klientinnen deshalb noch einmal explizit dem Täter die Verantwortung in einer Geste im Stehen zuweisen, für das Beispiel des Jungen aus Fallbeispiel 7 lautet dies: »Der Junge braucht sich keine Vorwürfe zu machen, dass ihm das mit der Gang passiert ist. Schuld allein sind die gewalttätigen Kerle, niemals der Junge.«

- **Selbstsicherheit und Selbstvertrauen ermöglichen**
  Das Gefühl der Sicherheit und das Selbstvertrauen wurden einerseits durch die Intrusion des Täters, andererseits durch bewusste Abwertungen des Täters massiv unterminiert oder gar zerstört. Bildlich gesprochen lassen wir das Fundament und die Wände des Selbst-Hauses wieder fest und sicher werden, sodass die Klientinnen die Stabilität ihres Selbst-Hauses sehen und erleben können. Auf der konkreten Ebene beginnt das Selbstvertrauen damit, dass

die Klientinnen lernen, einfachsten eigenen Wahrnehmungen, wie zum Beispiel von Wärme oder Kälte, zu vertrauen. Klienten lernen, in ihren alltäglichen Handlungen sicher und gelassen zu werden, um sich dann neue Lebensbereiche wie ein neues Hobby oder neue berufliche Aufgaben zu erschließen.

- **Wiedergewinnung der Selbststeuerung und Autonomie**
  Mit der Lösung von Scham und Schuld können die Klientinnen nun sich selbst und die eigene Autonomie in Blick nehmen. Wir ermutigen sie, sich selbst und den Aufbau ihrer Ich- und Selbststruktur aktiv anzugehen. Die Klientinnen werden so zu ihren eigenen Architektinnen und Baumeisterinnen des Selbst-Hauses. Sie selbst entscheiden und planen, wie dieses nun zu renovierende Selbst-Haus aussehen soll, welche Größe es haben soll, welche Erweiterungen und Anbauten errichtet werden sollen. Wir laden die Klientin ein, sich als Planerin, als Architektin, als Bauleiterin und schließlich als Bauhandwerkerin beim Renovieren und Wiedererrichten ihres Selbst-Hauses zu verstehen. Wir bitten sie, ihr neues Selbst-Haus zu malen oder ein passendes Foto aus dem Internet für die eigenen Vorstellungen zu suchen und auszudrucken: »Ich möchte Sie bitten, wie eine Architektin einen Plan Ihres neuen Selbst-Hauses zu zeichnen und dabei das Haus entstehen zu lassen, das ganz für Sie passt und das ganz Ihr Selbst-Haus ist.«

- **Wiederaufbau der Binnenstruktur des Selbst-Hauses**
  Durch die Intrusion und die Überflutung von Panik und Ohnmacht verlieren die traumatisierten Betroffenen ihre Binnenstruktur. Die Wände zwischen den verschiedenen Innenräumen wie dem Schlaf- oder Wohnzimmer wurden zerstört. Wir bitten die Klientin, die Innenräume in der Imagination wiederherzustellen, vielleicht Veränderungen im Grundriss ihres Selbst-Hauses vorzunehmen, manche Wohnräume in ihrem Selbst-Haus zu vergrößern oder räumlich zu verändern. Oft braucht es auch neue Zimmer für nun dazugewonnene Bereiche des Selbst.

- **Energetisierung des Selbst-Hauses**
  Die intrusive Traumatisierung bewirkt meist eine depressive Energie- und Kraftlosigkeit bei den Betroffenen. Wir bitten die Klientin, ihr nun bewohnbares Haus wieder an den Energie- und Wärmestrom anzuschließen und Energie in das eigene Selbst zurückkehren zu lassen. Dabei helfen auch sportliche Aktivitäten wie Walking oder Schwimmen, um sich wieder selbst zu energetisieren. Wir laden die Klientin ein, in ihrem Selbst-Haus wieder Licht anzumachen und nach außen wieder hell zu leuchten.

- **Wiederbewohnen der spezifischen Binnenräume im Selbst-Haus**
  Nun geht es darum, die Innenräume wieder einzurichten, wohnlich zu machen, wieder zu beziehen und schließlich zu bewohnen. Insbesondere die Intimräume, also die Räume der eigenen Intimität und der eigenen Geheimnisse – bildlich gesprochen das Schlafzimmer oder Badezimmer –, werden wieder eingerichtet. Hier kann sich die Klientin selbst begegnen und sich selbst wieder frei erleben. Aber auch Räume der Selbstversorgung, also die Vorratsräume und die Küche, dürfen und können nun wieder bespielt werden. Wir überlegen mit der Klientin, welche Vorräte an Ressourcen sie anlegen möchte und welche Selbstfürsorge, zum Beispiel im Kochen, wieder wichtig wird. Und schließlich können nun auch die Räume des Unbewussten, der Intuition und der inneren Weisheit wieder zugänglich und für das weitere Leben zu wichtigen Ressourcen werden. Den traumatisierten Ego-State bitten wir, zu überlegen, wie das eigene Kinder- oder Jugendzimmer jetzt ganz neu und nur nach eigenen Wünschen eingerichtet werden kann.

- **Zentrum des Selbst-Hauses finden und besetzen**
  Wir bitten die Klientin, im nun wieder eingerichteten Selbst-Haus einen zentralen Raum für sich finden, in dem die eigene Identität und Individualität in besonderer Weise zu spüren ist. Von diesem Raum des Zentrums aus wird das ganze Selbst-Haus verlebendigt und nun wieder als etwas Besonderes sichtbar. Dies ist meist das Wohnzimmer, das wir zum Beispiel mit Fotos von der Klientin und ihren Erinnerungsgegenständen ausstatten lassen.

- **Freundliche und helfende Ego-States als Gäste ansiedeln**
  Wurde das Trauma-Selbst-Haus vorwiegend vom Inneren Täter und dessen destruktiver Präsenz, oft auch von weiteren anderen destruktiven inneren Personen wie zum Beispiel von dem den Missbrauch billigenden Elternteil, bewohnt, so kann die Klientin in die frei gewordenen Räume des Selbst-Hauses hilfreiche, stärkende, zugewandte Mitbewohner oder Gäste einladen. Die Klientin entscheidet für sich, welches Gastrecht diese hilfreichen Ressourcengestalten erhalten sollen. Wir fragen die Klientin, welche schon bekannten wohlwollenden Beziehungsgestalten, wie Großelternteile oder Geschwister, aber auch andere Gäste wie Freunde in ihrem neu renovierten Selbst-Haus zu Mitbewohnern werden sollen.

- **Haus und Garten wachsen lassen – Wachstumsimpulse spüren**
  Wir stellen den Klientinnen nun in Aussicht, dass in der weiteren Entwicklung nach Abschluss der Traumatherapie das Selbst-Haus und der Garten um das Haus weiter wachsen werden. Das Haus darf noch schöner, noch leuchtender und heller werden, und der Garten um das Haus darf weiter grüner werden und weiter wachsen.

Damit ist die hier vorgestellte Therapie von Komplextraumata an ihrem Ziel angelangt. Ich habe dabei den Prozess in einem geradlinigen, strukturierten Ablauf beschrieben. Die Arbeit mit Komplextraumata ist allerdings ein komplexer, schleifenförmiger Prozess, bei dem es Wiederholungen und Phasen von Stillstand gibt. Dennoch ist es gerade deshalb wichtig, immer wieder zu den hier aufgezeigten Prozessstrukturen zurückzukehren. Die Dauer der Therapie von Komplextraumata ist je nach Schwere der intrusiven Traumatisierung und der Traumafolgestörungen sehr unterschiedlich. In aller Regel benötigt die vorbereitende Arbeit von Diagnostik und Stabilisierung in einer ersten Phase etwa neun Monate bei wöchentlichen Therapiesitzungen. Die Depotenzierungsarbeit mit dem Täter-Imprint umfasst einen ähnlichen Zeitraum, und schließlich ist auch für die Heilung der Traumawunden nochmals ein Zeitraum von etwa einem Jahr zu veranschlagen, sodass der Gesamtprozess in der Regel einen Zeitraum von zweieinhalb bis drei Jahren umfasst. Bei schweren Traumafolgestörungen wie bei einer Essstörung braucht es zudem weitere therapeutische Prozesse wie zum Beispiel den Aufenthalt in einer Klinik, eine Gruppentherapie oder phasenweise ein systemisch-familientherapeutisches Vorgehen. Auch bei einer auf eine intrusive Traumatisierung zurückgehenden Borderline-Störung gestaltet sich der Gesamtprozess sehr komplex, oft langwierig, da es hier immer wieder zu Unterbrechungen des therapeutischen Prozesses kommen kann. Nicht selten sind hier und in anderen Fällen auch nach einem ersten Abschluss der Therapie später noch einmal kürzere Therapiephasen zur erneuten Nacharbeit einzuplanen.

Natürlich können in den hier dargestellten Gesamtprozess dieser Traumatherapie auch andere traumatherapeutische Verfahren wie das EMDR oder die Dialektisch-Behaviorale Therapie (DBT) integriert werden. Umgekehrt kann auch das hier beschriebene Verfahren oder einzelne Elemente daraus in einen zum Beispiel tiefenpsychologisch fundierten oder verhaltenstherapeutisch angelegten Therapieprozess aufgenommen werden.

So kompliziert und herausfordernd die beschriebene Therapie von Komplextraumata sein mag, so spannend ist sie für die Therapeutinnen und Therapeuten und so heilsam hoffentlich für die Klientinnen.

Statt eines Nachwortes

Für die individuelle Ebene einer Komplextraumatisierung habe ich in diesem Buch einen Therapieansatz entwickelt in der Hoffnung, dass er traumatisierten Menschen hilft. Auch die vom Krieg betroffenen Menschen in der Ukraine – und auch überall sonst bei Kriegen – sind traumatisierte Individuen, die später Traumatherapie brauchen werden. Vielleicht kann der hier beschriebene Ansatz für diese kriegstraumatisierten Menschen hilfreich sein. Für die politische und staatliche Ebene gibt es in Zeiten eines Angriffskrieges durch einen Aggressor wohl keine Therapie, allenfalls Maßnahmen zur Begrenzung dieses Krieges und immer wieder die Hoffnung, dass das Wort, also die Diplomatie, siegen wird. Mehr als Hoffnung bleibt uns nicht, aber diese Hoffnung brauchen wir.

Literaturverzeichnis

Anzieu, D. (1996): Das Haut-Ich. Suhrkamp, Frankfurt a. M., 7. Aufl.

Berceli, D. (2005): Trauma Releasing Exercises (TRE): A revolutionary new method for stress/trauma recovery. Book Surge Publishing, North Charleston.

Binder, E. B. (2020): Stress und Epigenetik. In: Egle, U. T., Heim, C., Strauß, B. & von Känel, R. (Hrsg.) (2020): Psychosomatik – neurobiologisch fundiert und evidenzbasiert: Ein Lehr- und Handbuch. Kohlhammer, Stuttgart.

Bischoff, N., Morina, N. & Eglof, N.: (2016): Chronischer Schmerz bei Traumatisierung. Komplexität und Herausforderung bei Diagnostik und Therapie. Psychotherapie im Dialog 2016; 17(04): 69–72.

Bohne, M. (Hrsg.) (2016): Klopfen mit PEP: Prozess- und Embodimentfokussierte Psychologie in Therapie und Coaching. Carl-Auer, Heidelberg, 3. Aufl.

Bohus, M. & Lieb, K. (2019): Borderline-Persönlichkeitsstörungen (ICD-10 F6). In: Voderholzer, U. & Hohagen, F. (Hrsg.): Therapie psychischer Erkrankungen. State of Art. Elsevier, München.

Bohus, M. (2019): Borderline-Störung (Fortschritte der Psychotherapie/Manuale für die Praxis). Hofgrefe, Göttingen, 2. Aufl.

Braun, T. (2020): Intrauterine Prägung – Konzept und Bedeutung der Plazenta. In: Der Gynäkologe, Volume 53, 2020, pp. 416–426.

Brisch, K. H. (2021): Bindungsstörungen: Von der Bindungstheorie zur Therapie. Klett-Cotta, Stuttgart, 18. Aufl.

Brisch, K. H. (2012): Die Bedeutung von Gewalt in der Paarbeziehung von Eltern für die Psychotherapie mit Kindern. In: Brisch, K. H. (2012): Bindungen – Paare, Sexualität und Kinder. Klett-Cotta, Stuttgart.

Büttner, M. & Paschinger, K. (2021): Traumaassoziierte Körperbeschwerden und Sexualität. In: Büttner, M. (Hrsg.)(2021): Sexualität und Trauma: Grundlagen und Therapie traumaassoziierter sexueller Störungen. Schattauer, Stuttgart, 1. Nachdruck 2021.

Büttner, M. (Hrsg.) (2021): Sexualität und Trauma: Grundlagen und Therapie traumaassoziierter sexueller Störungen. Schattauer, Stuttgart, 1. Nachdruck 2021.

Cozolino, L. (2007): Die Neurobiologie menschlicher Beziehungen. VAK, Kirchzarten bei Freiburg.

Egle, U. T. & Egloff, N. (2020): Fibromyalgie-Syndrom. In: Egle, U. T.,

Heim, C., Strauß, B. & von Känel, R. (Hrsg.) (2020): Psychosomatik – neurobiologisch fundiert und evidenzbasiert: Ein Lehr- und Handbuch. Kohlhammer, Stuttgart.

Egle, U.T. (2020): Neurobiologische Grundlagen und Risikofaktoren bei stressinduzierten Schmerzzuständen. In: Egle, U.T., Heim, C., Strauß, B. & von Känel, R. (Hrsg.) (2020): Psychosomatik – neurobiologisch fundiert und evidenzbasiert: Ein Lehr- und Handbuch. Kohlhammer, Stuttgart.

Egle, U.T., Egloff, N. & von Känel, R. (2016): Stressinduzierte Hyperalgesie (SIH) als Folge von emotionaler Deprivation und psychischer Traumatisierung in der Kindheit. Konsequenzen für die Schmerztherapie. Der Schmerz, Volume 30, pp. 526–536.

Egle, U.T., Heim, C., Strauß, B. & von Känel, R. (Hrsg.) (2020): Psychosomatik – neurobiologisch fundiert und evidenzbasiert: Ein Lehr- und Handbuch. Kohlhammer, Stuttgart.

Egloff, N., Hirschi, A. & von Känel, R. (2013): Traumatization and chronic pain: a further model of interaction. Journal of Pain Research 2013:6, pp. 765–770.

Eisenberger, N.I. (2012): The neural bases of social pain: evidence for shared representations with physical pain. Psychosom. Med, 74 (2), pp. 126–135.

Entringer, S., Lazarides, C. & Epel, S.E. (2020): Stress, Depression und Telomerbiologie. In: Egle, U.T., Heim, C., Strauß, B. & von Känel, R. (Hrsg.) (2020): Psychosomatik – neurobiologisch fundiert und evidenzbasiert: Ein Lehr- und Handbuch. Kohlhammer, Stuttgart.

Feistner, R. (2021): Essstörungen – Heilung ist möglich. Ein Praxishandbuch. Klett-Cotta, Stuttgart, 3. Aufl.

Feldenkrais, M. (1996): Bewußtheit durch Bewegung: Der aufrechte Gang. Suhrkamp, Frankfurt a. M., 16. Aufl.

Feneberg, A.C. & Nater, U.M. (2020): Stressforschung. In: Egle, U.T., Heim, C., Strauß, B. & von Känel, R. (Hrsg.) (2020): Psychosomatik – neurobiologisch fundiert und evidenzbasiert: Ein Lehr- und Handbuch. Kohlhammer, Stuttgart.

Fritzsche, K. (2021): Praxis der Ego-State-Therapie. Carl-Auer, Heidelberg, 4. Aufl.

Fruth, S. (2021): Imaginäre Körperreisen: Neue Wege zum individuellen Heilungsprozess. Carl-Auer, Heidelberg.

Funke, D. (2006): Die dritte Haut: Psychoanalyse des Wohnens. Psychosozial, Gießen.

Gaab, J. (2020): Chronische Erschöpfung. In: Egle, U.T., Heim, C., Strauß, B. & von Känel, R. (Hrsg.) (2020): Psychosomatik – neurobiologisch fundiert und evidenzbasiert: Ein Lehr- und Handbuch. Kohlhammer, Stuttgart.

Hanswille, R. & Kissenbeck, A. (2010): Systemische Traumatherapie. Konzepte und Methoden für die Praxis. Carl-Auer, Heidelberg, 2. Aufl.

Hecker, T. & Maercker, A. (2015): Komplexe posttraumatische Belastungsstörung nach ICD-11. Beschreibung des Diagnosevorschlags und Abgrenzung zur klassischen posttraumatischen Belastungsstörung. In: Psychotherapeut 2015, 60: 547–561.

Heim, C., Dammering, F. & Entringer, S. (2020): Frühe Programmierung von Gesundheit und Krankheit. In: Egle, U.T., Heim, C., Strauß, B. & von Känel, R. (Hrsg.) (2020): Psychosomatik – neurobiologisch fundiert und evidenzbasiert: Ein Lehr- und Handbuch. Kohlhammer, Stuttgart.

Huber, M. (2003): Trauma und die Folgen. Trauma und Traumabehandlung, Teil 1. Junfermann, Paderborn, 4. Aufl.

Huber, M. (2006): Wege der Traumabehandlung. Trauma und Traumabehandlung, Teil 2. Junfermann, Paderborn, 3. Aufl.

Huber, M. (2010a): Multiple Persönlichkeiten: Seelische Zersplitterung nach Gewalt. Junfermann, Paderborn.

Huber, M. (2010b): Der innere Garten: Ein achtsamer Weg zur persönlichen Veränderung. Junfermann, Paderborn, 4. Aufl.

Huber, M. (Hrsg.) (2011): Viele sein – ein Handbuch: Komplextrauma und dissoziative Identität – verstehen, verändern, behandeln. Junfermann, Paderborn, 2. Aufl.

Jacobson, E. (2019): Entspannung als Therapie: Progressive Relaxation in Theorie und Praxis. Klett-Cotta, Stuttgart, 9. Aufl.

Kabat-Zinn, J. (2019): Gesund durch Meditation: Das große Buch der Selbstheilung mit MBSR. Knaur, München, 3. Aufl., Neuausgabe.

Kachler, R. (2021): Die Therapie des Inneren Kindes: Konzepte und Methoden für Beratung und Psychotherapie. Klett-Cotta, Stuttgart, 2. Aufl.

Kahn, G. (2010): Das Innere-Kinder-Retten: Sanfte Traumaverarbeitung bei Komplextraumatisierung. Psychosozial, Gießen.

Kahn, G. (2018): Sexuelle Komplextraumata: Das Innere-Kinder-Retten als wirksames Verfahren der sanften Traumaverarbeitung. Psychosozial, Gießen.

Klees, K. (2018): Traumasensible Paartherapie: Mit dem Traum(a)-Haus-Konzept aus der Beziehungskrise. Junfermann, Paderborn.

Konturek, P. C. (2020): Gastroenterologische Erkrankungen. In: Egle, U.T., Heim, C., Strauß, B. & von Känel, R. (Hrsg.) (2020): Psychosomatik – neurobiologisch fundiert und evidenzbasiert: Ein Lehr- und Handbuch. Kohlhammer, Stuttgart.

Kröner-Herwig, B., Frettlöh, J., Klinger, R. & Nilges, P. (Hrsg.) (2017): Schmerzpsychotherapie: Grundlagen – Diagnostik – Krankheitsbilder – Behandlung. Springer, Berlin/Heidelberg, 8. Aufl.

Kwon, E. J. & Kim, Y. J. (2017): What is fetal programming? A lifetime health is under the control of in utero health. In: Obstetrics & Gynecology Science 2017; 60(6): pp. 506–519.

Levine, A. L. (2016): Trauma und Gedächtnis: Die Spuren unserer Erinnerung in Körper und Gehirn – Wie wir traumatische Erfahrungen verstehen und verarbeiten. Kösel, München, 2. Aufl.

Maltz, W. (2012): The Sexual Healing Journey: A Guide for Survivors of Sexual Abuse. Harper Collins, New York, 3. Ed.

Miller, A. (2012): Healing the unimaginable. Treating Ritual Abuse and Mind Control. Routledge, New York.

Morrison, I., Löken, L. S., Olausson, H.(2010): The Skin As A Social Organ. In: Exp. Brain Res. (2010) 204: 305–314.

Nijenhuis, E. (2006): Somatoforme Dissoziation: Phänomene, Messung und theoretische Aspekte. Junfermann, Paderborn.

Paschinger, K. & Büttner, M. (2021): Traumaassoziierte Körperbeschwerden und Sexualität. In: Büttner, M. (Hrsg.) (2021): Sexualität und Trauma: Grundlagen und Therapie traumaassoziierter sexueller Störungen. Schattauer, Stuttgart, 1. Nachdruck 2021.

Peichl, J. (2007): Die inneren Trauma-Landschaften. Borderline. Ego-State. Täter-Introjekt. Schattauer, Stuttgart.

Peichl, J. (2020): Innere Kinder, Täter, Helfer & Co: Ego-State-Therapie des traumatisierten Selbst. Klett-Cotta, Stuttgart, 7. Aufl.

Peichl, J. (2021): Innere Kritiker, Verfolger und Zerstörer. Ein Praxishandbuch für die Arbeit mit Täterintrojekten. Klett-Cotta, Stuttgart, 6. Aufl.

Piefke, M. & Markowitsch, H. J. (2010): Gedächtnis, Emotion und stressbedingte Gedächtnisstörungen. In: Schiepek, G. (2010) (Hrsg.): Neurobiologie der Psychotherapie. Schattauer, Stuttgart, 2. Aufl.

Porges, S. W. (2019): Die Polyvagal-Theorie und die Suche nach Sicherheit: Traumabehandlung, soziales Engagement und Bindung. Probst, Lichtenau, 3. Aufl.

Reddemann (2016): Würde – Annäherungen an einen vergessenen Wert in der Psychotherapie. Klett-Cotta, Stuttgart, 3. Aufl.

Reddemann, L. (2020a): Imagination als heilsame Kraft. Ressourcen und Mitgefühl in der Behandlung von Traumfolgen. Klett-Cotta, Stuttgart, 22. Aufl.

Reddemann, L. (2020b): Psychodynamisch Imaginative Traumatherapie: PITT – Das Manual. Ein resilienzorientierter Ansatz in der Psychotraumatologie. Klett-Cotta, Stuttgart, 10. Aufl.

Rittel, E. (2021): Traumatherapeutisch modifizierte systemische Sexualtherapie. In: Büttner, M. (Hrsg.) (2021): Sexualität und Trauma: Grundlagen und Therapie traumaassoziierter sexueller Störungen. Schattauer, Stuttgart, 1. Nachdruck 2021.

Rudolf, G. (2020): Strukturbezogene Psychotherapie (SP): Leitfaden zur psychodynamischen Therapie struktureller Störungen. Unter Mitarbeit von L. Hauten und J. Ehrenthal. Schattauer, Stuttgart, 1. Nachdruck der 4. aktualisierten u. erw. Aufl.

Rutte, R. & Sturm, S. (2018): Atemtherapie. Springer, Berlin, 3. Auflage.

Sack, M. (2020): Schonende Traumatherapie: Ressourcenorientierte Behandlung von Traumafolgestörungen. Schattauer, Stuttgart, 2. überarbeitete Aufl.

Sack, M., Sachsse, U. & Schellong, J. (Hrsg.) (2018): Komplexe Traumafolgestörungen: Diagnostik und Behandlung von Folgen schwerer Gewalt und Vernachlässigung. Schattauer, Stuttgart, 1. Nachdruck 2018 der 1. Auflage 2013

Schauer, M. & Elbert, T. (2010): Dissociation Following Traumatic Stress. In: Zeitschrift für Psychologie/Journal of Psychology 2010; Vol. 218(2): 109–127.

Schmucker, M. & Köster, R. (2019a): Praxishandbuch IRRT: Imagery Rescripting & Reprocessing Therapy bei Traumafolgestörungen, Angst, Depression und Trauer. Klett-Cotta, Stuttgart, 4. Aufl.

Schmucker, M. & Köster, R. (2019b): »… und wie reagiert das KIND?« Diagnostik und Heilung durch Innere-Kind-Arbeit in der IRRT (Imagery Rescripting & Reprocessing Therapy). Klett-Cotta, Stuttgart.

Schubert, C. (2020): Psychoimmunologie. In: Egle, U. T., Heim, C., Strauß, B. & von Känel, R. (Hrsg.) (2020): Psychosomatik – neurobiologisch fundiert und evidenzbasiert: Ein Lehr- und Handbuch. Kohlhammer, Stuttgart.

Schubert, C. (2020): Psychoimmunologie. In: Egle, U. T., Heim, C., Strauß, B. & von Känel, R. (Hrsg.) (2020): Psychosomatik – neurobiologisch fundiert und evidenzbasiert: Ein Lehr- und Handbuch. Kohlhammer, Stuttgart.

Schwind, P. (2018): Praxishandbuch Faszienbehandlung: Muskelfaszien, Membranen, Organhüllen. Elsevier/Urban & Fischer, München, 4. Aufl.

Spork, P. (2017): Brauchen wir eine neue Biologie der Vererbung? Verh. Naturwiss. Ver. Hamburg NF 50, 2017, 57–86.

Staugaard-Jones, J. A. (2014): Psoas-Training. Der große Lendenmuskel als Schlüssel zu körperlichem, seelischem und emotionalem Wohlbefinden. Copress, München, 2. Aufl.

Tesarz, J., Seidler, G. H. & Eich, W. (2020): Schmerzen behandeln mit EMDR: Das Praxishandbuch. Klett-Cotta, Stuttgart, 4. Aufl.

Vogt, R. (Hrsg.) (2012): Täterintrojekte. Diagnostik und Behandlungsmodelle dissoziativer Strukturen. Asanger, Kröning.

Vogt, R. (Hrsg.) (2010): Ekel als Folge traumatischer Erfahrungen: Psychodynamische Grundlagen und Studien, psychotherapeutische Settings, Fallbeispiele. Psychosozial, Gießen.

Vogt, R. (Hrsg.) (2018): Das traumatisierte Gedächtnis – Schutz und Widerstand. Wie sich traumatische Belastungen in Körper, Seele und Verhalten verschlüsseln und wieder auffinden lassen. Lehmanns Media, Berlin.

WHO-ICD (2022): https://icd.who.int/browse11/l-m/en#/http%3a%2f%2fid.who.int%2ficd%2fentity%2f1183832314; abgerufen am 26. 2. 2022.

Zanotta, S. (2018): Wieder ganz werden: Traumaheilung mit Ego-State-Therapie und Körperwissen. Carl-Auer, Heidelberg.